JN087805

知らないと怖ろしい カラダの新常識100

総合内科専門医・医学博士
川嶋 朗 監修

ACHIEVEMENT PUBLISHING

これまでの健康常識をアップデートする一冊

今はさまざまなメディアを通じて、誰もが簡単に医学知識を得られる時代です。なにか体の不調を感じればスマホを開いて情報を手に入れ、自分の体の状態を知ろうとする人は多いでしょう。もちろん、即座に情報を得られる世の中は便利であり、日々の健康に役立つ要素は非常に多いといえます。

ただ、そこで留意すべき点があります。ちまたに氾濫する情報を鵜呑みにして、軽はずみに自分の中に取り入れてしまうことは避けなければなりません。なかには、古くから伝わる「迷信」のような話を安易に踏襲し、世の中に喧伝しているような、間違った「常識」も少なくないのです。

いうまでもなく、医学はあらゆる領域で日々進歩し、最新のエビデンスとともに「常識」も刷新されています。従来正しいと思い込んでいたことが、実はそうではなかったという事例も数多くあるわけです。

一般の方が、あらゆる事柄をふだんの生活の中で把握していくのは難しいだけに、できるだけ新しい情報にふれ、これまでの健康常識をアップデートできるような書籍があればいい。そう考えて本書の監修をお手伝いしました。

私は臨床を通じて、いつも患者さんには「自分の体の具合をもっとも理解できるのは、医師ではなく患者さん自身」だと話しています。つまり病気や不調の際には、患者さんご自身が自分の体のことをよく知り、状態の改善に向けて自ら努力することが何よりも大事ということです。

そのためにも、従来の固定観念にとらわれない新しい「常識」を知り、自身の健康を自分の手でつくっていくことが必要です。本書がそのための一助になれば幸いです。

神奈川歯科大学大学院統合医療学講座特任教授
総合内科専門医・医学博士
川嶋 朗

目次

第2章 食と栄養

第3章

《日本人の死因の第1位》がん

第4章

老化・認知症

第5章 《過度のストレス社会が生み出す》うつ・精神疾患……139

第6章

《いざというとき、大丈夫？》緊急医療

第7章

第8章

《このところよく耳にする》近年増加の疾病・症状 …… 207

第1章

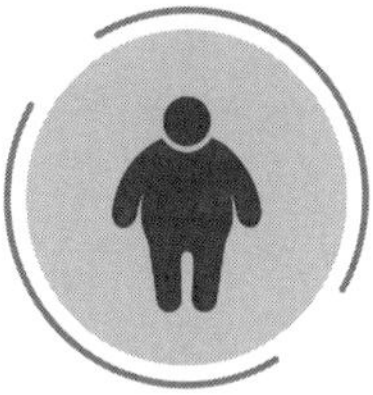

《今一番多くの人が陥りやすい》

生活習慣病

いつも何気なく続けている生活習慣は
なかなか直せません。
でもあなたの寿命を確実に縮めています。

血圧

高血圧には減塩よりも「減糖」が効果的?

No.001

歳をとるごとに心配になる高血圧。**高血圧の基準は家庭血圧で135／85㎜Hg以上、診察室血圧では140／90㎜Hg以上**と定義されています。その数値が自分のものであると知ったとき、皆さんはきっと、「まずい! 塩分を控えないと……」と考えるのではないでしょうか。

もちろん、それは誤りではありません。塩分に含まれるナトリウムを過剰に摂ると、血液の濃度が高くなるため、浸透圧を一定に保とうとする働きによって血液中に水分が増えていきます。体内への水分の蓄積が促され、血流量が増えることで血圧が上昇するわけです。つまり、塩分と血圧には深い関係があるというのが一般的な常識です。

ところが近年、**塩分よりも「糖」のほうが高血圧を促す作用が大きいのでは？**という研究報告が相次ぐようになりました。さまざまな基礎実験や臨床研究から、砂糖に含まれている「果糖（フルクトース）」が高血圧の重要な要因であることが指摘されているのです。

具体的には、**果糖が十二指腸と腎臓の尿細管に作用して塩素とナトリウムの吸収を促し、浸透圧を上昇させるから**。加えて果糖には交感神経を興奮させてしまい、血圧を上げるホルモンの分泌を促してしまう効果もあります。

つまり、いくら塩分を控える食生活をしても、代わりに糖分をたくさん摂っていては本末転倒ということ。塩分もダメ！その上糖分も……じゃあ、何を食べればいいの!? そんなふうに思っても仕方ないかもしれませんが、まずは〈高血圧＝過剰な塩分が原因〉という認識を変えて、**塩分も糖分も適量を摂る食生活**に改善していきましょう。

脳卒中

コーヒーのポリフェノールで脳梗塞を防げる

No.002

コーヒーには近年、さまざまな健康効果が報告されています。糖尿病や認知症の予防や肥満防止、または大腸がんや肝がんを防ぐ可能性など、コーヒーに含まれるカフェインやポリフェノールを中心とした成分による効果が注目されています。

なかでも注目すべきは、**脳梗塞などの「脳卒中の予防」に効果的**であるという点でしょう。

２０１５年5月に、国立がん研究センター予防研究グループは、コーヒーを習慣的に飲む人は心臓病や脳卒中、呼吸器疾患による死亡リスクが低下すると

切手を貼って
投函ください

郵便はがき

141-0031

東京都品川区西五反田
2−19−2 荒久ビル4F

アチーブメント出版（株）
ご愛読者カード係 行

お名前《なまえ》		
ご住所	（〒　　　-　　　） 都道府県	
	市区町村	
建物名	号室	ご職業

アンケートにご協力いただいた方の中から抽選で
毎月5名様に500円分の図書カードをプレゼントいたします
＊ご記入いただいた個人情報は賞品の発送以外には使用いたしません

お買上 書店名　　　　　　　　　　書店　　　　　　　　　店		
ご年齢　　　　　　歳	性別　男 ・ 女 ・ 回答しない ・ その他	

●本のタイトル

●本のことを何で知りましたか？

□新聞広告（　　　　　　新聞）□メディア（媒体：　　　　　　）
□電車広告（　　　　　　線）□SNS（どなたの：　　　　　　）
□書店で見て　□人にすすめられて
□その他（　　　　　　　　　　　　　　　　）

●本書の内容や装丁についてのご意見、ご感想をお書きください

●興味がある、もっと知りたい事柄、分野、人を教えてください

●最近読んで良かったと思われる本があれば教えてください

本のタイトル

著者

ご協力ありがとうございました

いう結果を報告しました。

同研究では、国内の45〜74歳で循環器疾患、がんの既往のない方約8万人を対象として調査が行われ、脳梗塞の発症リスクを比較しました。その結果、**コーヒーを飲む習慣のある人は、まったく飲まない人に比べて脳梗塞の発症リスクが減少**していたのです。

海外ではさらに大規模な調査が行われ、約40万人を対象とした研究で、**コーヒー摂取は脳卒中の死亡リスクを下げる報告**がなされました。

ちなみにコーヒーの摂取量ごとに同リスクを比較した研究もあり、それによれば1日3〜4杯程度のコーヒー摂取が最も脳卒中のリスクを低下させるという結果が得られたそうです。

食後の「アフターコーヒー」はずっと以前から定着している食習慣の一つでもありますが、そこにはきちんとした医学的なエビデンスが存在していたということ。毎日適量を飲むことで脳卒中の予防に役立てましょう。

血圧

貧血＝低血圧だと信じている人は大間違い

No.003

めまいや立ちくらみなどに見舞われる貧血。そんなとき、「低血圧だから貧血気味なのよね……」なんて早合点していませんか？　貧血と低血圧は症状がよく似ています。頭痛や息切れ、動悸……こんな症状を感じたら、多くの人が「貧血気味」「低血圧だから……」と感じてしまうのではないでしょうか。

けれども**医学的にみると、貧血と低血圧はまったく異なるもの**。病気として別ものですし、したがって対処法も違います。そのため、あなたのその症状が貧血なのか低血圧なのか、しっかりと把握する必要があるのです。

整理すると、貧血は「血液中のヘモグロビン値が低い状態」をいいます。一方低血圧は文字どおり「血圧が低い状態」。どちらも全身に十分に酸素が届けられなくなる状態であるのは同じなのですが、その原因となるものが違うのです。**貧血が血液の質が悪くなることが原因で起こるのに対し、低血圧は心臓が血液を送り出すときに血管にかかる圧力が低いことで起こります。**つまり血液の循環が悪くなることが主な原因です。

どちらも「全身に十分に酸素が届けられなくなる」のは同じですから、現れる症状に大きな違いはありません。でも**原因が異なるわけですから、症状を改善するための対処法が違うことに注意が必要**です。

貧血の改善には、赤血球中のヘモグロビンの減少を防ぐために、鉄分の積極的な摂取を心がけましょう。一方の低血圧は原因によって対処法はさまざまですが、有効なのは適度な運動。ウォーキングや軽いジョギング、サイクリングなどの運動は血管の強化、自律神経の正常化につながり、全身の血液循環量を増やすことにつながります。

脳卒中

進化する再生医療！脳卒中の再発も防げる段階に

No.004

脳卒中には、脳梗塞、脳出血、くも膜下出血の3つのタイプがあります。何らかの原因で脳の血管が詰まってしまうのが脳梗塞、破れるのが脳出血とくも膜下出血です。ちなみに**日本人に最も多いのは脳梗塞で、脳卒中全体の約7割を占めています**。

これらの脳血管障害は、従来開頭手術による緊急的な措置しか治療法がありませんでしたが、近年になって、薬剤で血栓を溶かす脳梗塞への「t－PA」療法や、カテーテルを使った血管内治療など、疾患の段階や状況次第では開頭手術に頼ることなく救命可能な方法が確立されています。

脳卒中(脳梗塞・脳出血・くも膜下出血)の再発率

	1年以内	5年以内	10年以内
脳梗塞	10.0%	34.1%	49.7%
脳出血	25.6%	34.9%	55.6%
くも膜下出血	32.5%	55.0%	70.0%

出典：Hata J, et al: Ten year recurrence after first ever stroke in a Japanese community: the Hisayama study. J Neurol Neurosurg Psychiatry 2005; 76: 368-72.

脳卒中は再発の可能性が高いことも心配の一つです。はじめは軽症でも、しばらくして別の血管が詰まったり破れたりして、重症化に至ることがあります。

その意味でも近年、**新たな治療法として期待されているのが「再生医療」によるアプローチ**です。

もともと私たちの身体にある幹細胞を培養して数を増やし、いろいろな組織に変化する性質を利用して脳細胞を再生させるもので、傷ついた脳細胞を再生させるだけでなく、予防的に修復して再発を抑えることが可能になります。脳卒中の再発を予防できる治療として期待されています。

No.005

血圧

夏場の血圧は上がるのではなく下がってしまう？

高血圧の人が降圧剤を服用しているとき、夏場の暑い時期は要注意です。というのも降圧剤には、血圧を上げる作用のあるナトリウムの体内量を減らす利尿剤や、血圧をコントロールするアンギオテンシンという物質を抑制するＡＲＢやＡＣＥＩという薬があります。

当然、夏場は汗を大量にかきやすく、体の中の水分量は減りやすい状態になります。そんなときに**利尿剤によって排尿量が増えると、水分の減少がより進み、血圧の低下が顕著**になってしまいます。すると、血圧を上げるレニンという物質が体内が脱水症状になると活性化する特性があり、血圧低下を抑えよう

**夏場は汗をかきやすく、
水分量が減って血圧が下がる……**

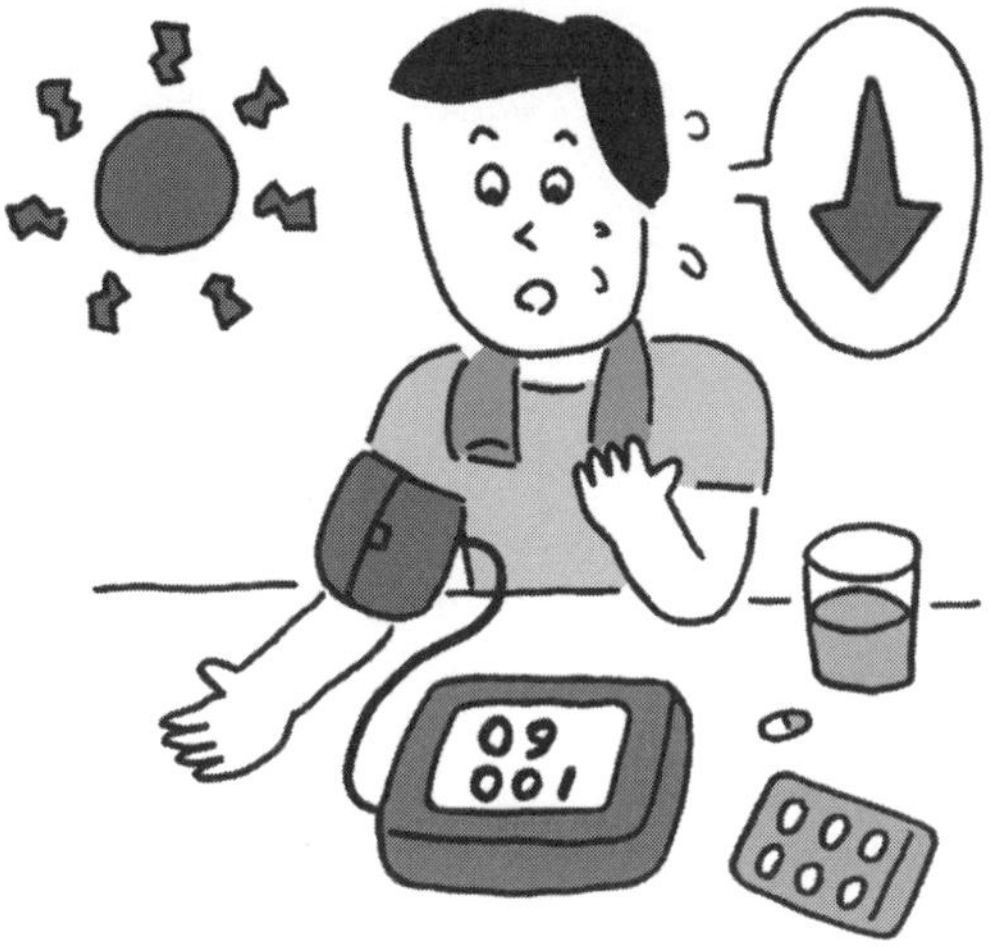

とするのです。

通常であれば血圧を適度に下げてくれる降圧剤も、夏場に発汗などで体内の水分量が減ったときに服用すると、血圧調節機構が追いつかない低血圧状態に陥ることがあるため注意が必要というわけです。

高血圧だからといって、体内水分量を気にせずやみくもに服用するのは禁物です。暑い夏、水分補給が十分でないときの降圧剤は少し減らす工夫も必要かもしれません。

No.006

高脂血

悪玉コレステロールこそが心筋梗塞の最大原因

高血圧の状態が続くとどうなるか。血管の壁は、本来弾力性があるものです。にもかかわらず、高血圧状態が長く続いてしまうと、血管は常に張りつめた状態に置かれてしまいます。すると、**血管が徐々に弾力性を失って厚く硬くなり、動脈硬化が起こる**のです。

動脈硬化になると、心臓に血液を送る血管（冠動脈）が狭くなってしまい、血液の流れが悪くなります。狭心症や心筋梗塞などの心臓病の大敵が高血圧！というのはこうしたことが理由であり、心臓病に限らず脳卒中などの血管障害にも同じことがいえるのです。

けれども、高血圧だけではありません。動脈硬化をより進展させる怖いものに、LDLコレステロールがあります。LDLコレステロールが必要以上に増えると、どのように動脈硬化が進行していくのでしょうか。

血液の中でコレステロールを運ぶLDLが増えると、血管壁に傷がつき、その傷から血管壁の中に入り込みます。**血管壁の中に入り込んだLDLは酸化LDLに変わり、これが「悪玉コレステロール」といわれるもの**です。

酸化LDL（悪玉コレステロール）を取り込んだ細胞は血管壁に沈着し、軟らかく破れやすい「プラーク」と呼ばれるコブをつくります。このプラークがときに破れて血管内で固まり、血栓を作ってしまうのです。

この血栓が血管内の血流を阻害して、血管が詰まる状態になり、心筋梗塞や脳梗塞の原因となります。つまり**血圧コントロールも大事ですが、このプラークの出現を防げば、こうした怖ろしい病気は防げる**ということ。ぜひ頭に入れて、LDLコレステロールを過剰に作らない食生活へと改善しましょう。

高脂血

No.007

コレステロール値は実は高めのほうが健康的

血管内でのＬＤＬコレステロールの悪役ぶりを紹介したあとに、「え!?」と思われるかもしれませんが、実は近年、**コレステロールは少し高めのほうが健康的であるとの報告**がなされています。

というのもコレステロールには、悪玉と善玉の2種類があるのです。前者のＬＤＬに対して、後者の「ＨＤＬコレステロール」には、血液や血管壁にある余分なコレステロールを減らす働きがあり、善玉コレステロールとも呼ばれます。そして、健康診断などで「**コレステロール値が高い**」**というのは、一般的にＬＤＬとＨＤＬを含めた総コレステロール値のこと**をいうわけです。

そして最近の調査によって、**総コレステロール値が少し高めの人のほうが、**

実は死亡率は低いということが指摘されるようになりました。調査によって若干の数値に違いはあるものの、最も死亡率が低いのは従来であれば治療が必要とされた、総コレステロール240～259㎎／dℓの人たちなのです（※）。

なかでも更年期を過ぎた女性や高齢の男性については、総コレステロール値がもっと高い場合でも、心筋梗塞や脳卒中などのリスクは大きくないこともわかってきました。

コレステロールは悪者！と安易に認識することなく、〝**敵視**〟**するのはLDLコレステロール**であることをぜひ知っておきましょう。

血管の中の悪玉と善玉！

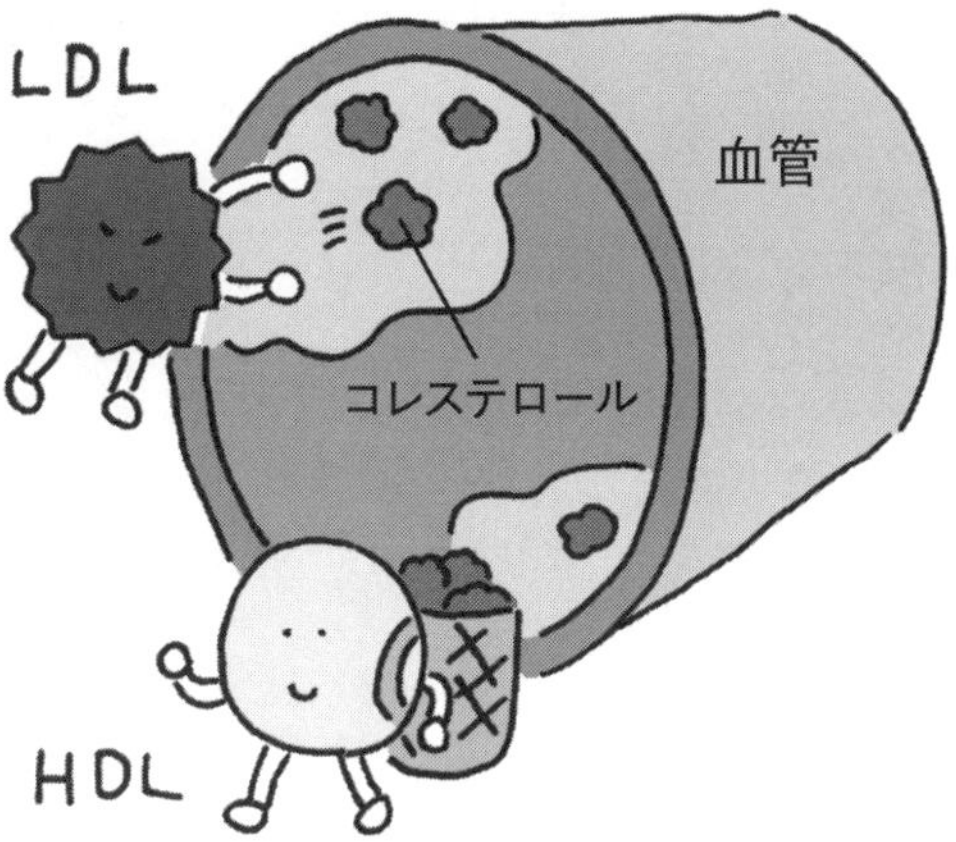

（※）旧厚生省が1980年代から実施した「ニッポンデータ」ほかの調査による

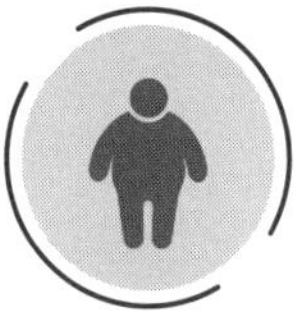

肥満

寝不足だと食欲が増してダイエットの敵になる？

No.008

なんだか最近太ってきちゃって……。どうして？ と首をかしげるあなた、毎晩しっかりと睡眠がとれていますか？

実は肥満と睡眠には関連があり、**毎日十分な睡眠がとれていないと、太りやすい生活習慣につながりやすい**といわれています。

その秘密が、体内に生じる2つの物質、「レプチン」と「グレリン」の存在です。レプチンは食欲を抑制するホルモン、グレリンは食欲を増進させるホルモンであることがわかっています。

そして米スタンフォード大学が2004年に行った調査によると、8時間寝た人に比べて5時間しか寝ていない人は、食欲を促すグレリンの量が約15％多く、食欲を抑えるレプチンの量が約15％低いという実験結果が出たのです。

つまり**睡眠不足になると、それだけ食欲が増していく**ということ。加えて、甘いものや塩味の強いもの、炭水化物が食べたくなる傾向も。結果はいうまでもありません。**睡眠不足の人は、しっかり寝ている人よりも肥満のリスクが高くなってしまう**わけです。

食欲が増して糖分などを摂り過ぎると、催眠作用のあるメラトニンという物質の分泌が遅くなり、さらに睡眠不足を進行させるという悪循環にも陥ります。食欲をコントロールするホルモンのバランスを健全な状態に保つためにも、質の良い睡眠を十分にとることはとても重要なのです。

何より、睡眠時間が慢性的に不足すると昼間眠くなってしまい、体を動かすこと自体が億劫になってしまいますね。食べる量が増え、運動もしないのであれば、行く末は火を見るよりも明らかです。まずは睡眠不足を解消しましょう。

脳卒中

No.009

小さな脳梗塞も油断は禁物！夏場に血管が詰まる恐怖

一般的に「脳梗塞」という病名は広く知られていますが、同じ脳梗塞でもいくつかの種類があることをご存じでしょうか。その一つが、**「ラクナ梗塞」**です。

ラクナ梗塞は、脳の深い部分にできる比較的小さな脳梗塞のことです。脳の部位でいうと基底核や視床、脳幹などにできるもので、脳の太い血管から分岐している一般的に直径0・2〜0・3㎜ほどの細い血管が詰まることで発生します。

細い血管ではあるものの、詰まると血流が流れなくなり、その先にある脳の組織が死んでしまうことでさまざまな障害が発生します。

ただ、**梗塞の範囲が小さかったりする場合には無症状のケースもあって、無症候性脳梗塞（隠れ脳梗塞）と呼びます。**でも実際に血管が詰まっていることは確かですから、無症状であったとしても決して安心はできません。最初の発症時の治療がうまくいっても、その後再発し、大きな脳梗塞に進展してしまうことも少なくないのです。

ラクナ梗塞の最も重要な原因は、高血圧です。高血圧が持続すると、細い血管が動脈硬化を起こして血管壁の肥大、血栓、血管壊死などが生じます。

ふつう脳梗塞は冬の寒い時期に発症しやすいイメージかもしれませんが、このラクナ梗塞は、とくに夏に起こりやすいという特徴があります。

夏は発汗などで体内の水分が少なくなり、血流が悪くなることで血管内に血栓ができやすくなってしまうのです。夏の水分補給は、ラクナ梗塞の予防を考えても重要なのです。

肥満

糖質制限での ご飯抜きダイエットは危険

No.010

今や空前の「糖質制限」ブームかもしれません。「糖質オフ」「糖質ゼロ」と銘打った商品がズラリと軒を並べ、ＴＶや雑誌、書籍でも糖質を悪者にした企画が目白押しです。

でも、ちょっと待ってください。糖質って、そんなに「悪」なの？　という疑問が湧いてきませんか？

確かにこれまでの日常生活を振り返ると、ご飯を食べてパンを食べて、麺類を食べて……。間食をして、果物も食べてと、糖質にちょっと偏り過ぎの食生活に心当たりのある人は多いでしょう。

けれども、**糖質つまり炭水化物を摂って体にある程度の脂肪を蓄えるのは、**

実は大切なこと。というのも体を温め、**病気になりにくい体質にしていくために不可欠な「筋肉」をつくるためにも、脂肪の果たす役割には大きなものがある**からです。

たとえば、「ご飯を抜く」という糖質制限を続けたとき、いくら筋トレをしても筋肉が増えなくなる……ということは少なくありません。これは、糖質制限をすると、「糖新生（とうしんせい）」という体の作用によって、筋肉を分解してエネルギーに変えていくことを始めてしまうから。**糖質を摂らないことで脂肪が蓄えられなくなり、体はエネルギー源として「筋肉」をアテにするようになってしまう**からです。

体温を程良く上げて一定に保つために、筋肉の量を維持することはとても大切です。糖質をことさら悪者にするのではなく、代謝を上げて健康な状態を保つためにも、程良く糖質を摂っていく生活を心がけましょう。

肥満

「小太り」は実は長生きできる体型だった

No.011

ＢＭＩとは肥満度を表す指標として、国際的に用いられている体格指数のことで、〈**体重（kg）**〉÷〈**身長（m）の2乗**〉で求められます。

世界保健機関（ＷＨＯ）ではＢＭＩ25以上を過体重、30以上を肥満とし、日本肥満学会の基準では18・5未満が「低体重（やせ）」、18・5以上25未満が「普通体重」、25以上が「肥満」との位置づけです。加えて、ＢＭＩが22になるときの体重が標準体重で、最も病気になりにくい状態であるとしています。

一方近年、国立がん研究センターが日本人35万人以上を対象とした研究によると、実はそうともいえないことがデータで示されました。

BMI値と死亡リスクとの関連

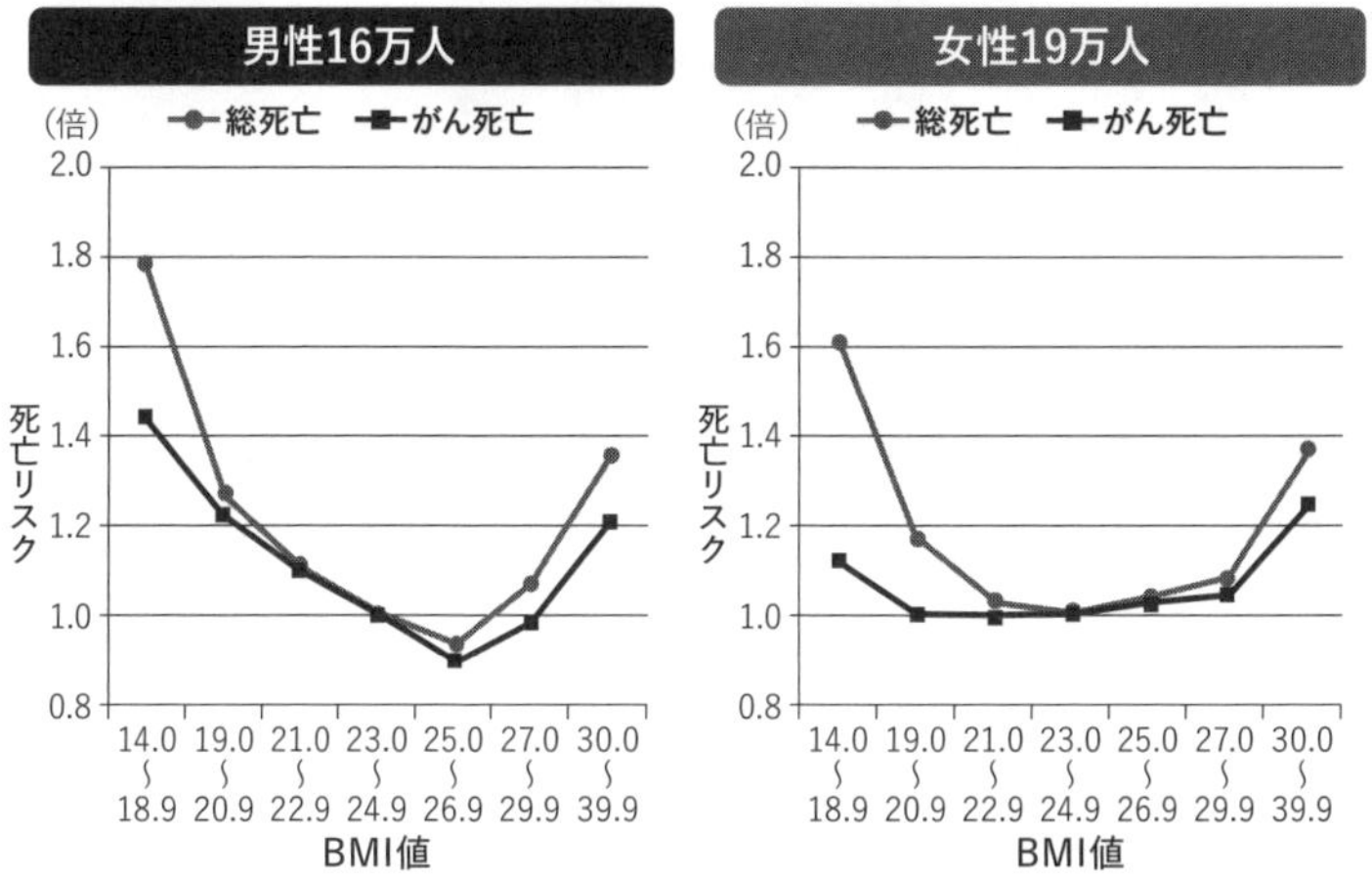

国立がん研究センター：肥満指数（BMI）と死亡リスク

日本人の寿命、つまり死亡率をみると、男性であればＢＭＩ18・9以下のグループの死亡率が最も高く、**死亡率が最も低いのは25・0～26・9のグループ**だったのです。

つまり、それぞれの筋肉の付き方にもよりますが、**一般的に「小太り」といえるような人が最も寿命を長くできる**ということ。やせ過ぎよりも、適度に「小太り」や「ぽっちゃり」のほうが、見た目も実際も健康的といえるということのようです。

脳卒中

睡眠中に起こる危険な脳梗塞があることを知っていますか

No.012

脳梗塞にはいくつかの種類があると書きましたが、次いで「アテローム血栓性脳梗塞」について紹介しましょう。

「アテローム血栓性脳梗塞」は脳の太い血管に血栓ができ、脳内の血管を詰まらせてしまうことで起こります。30〜31ページで紹介したラクナ梗塞と同様に夏に多く生じます。

夏の脳梗塞対策は水分補給が第一であり、のどの乾きを感じたときはすでに脱水が始まっていますから要注意です。それを感じる前にこまめに水分を摂るよう心がけましょう。

脳卒中の分類

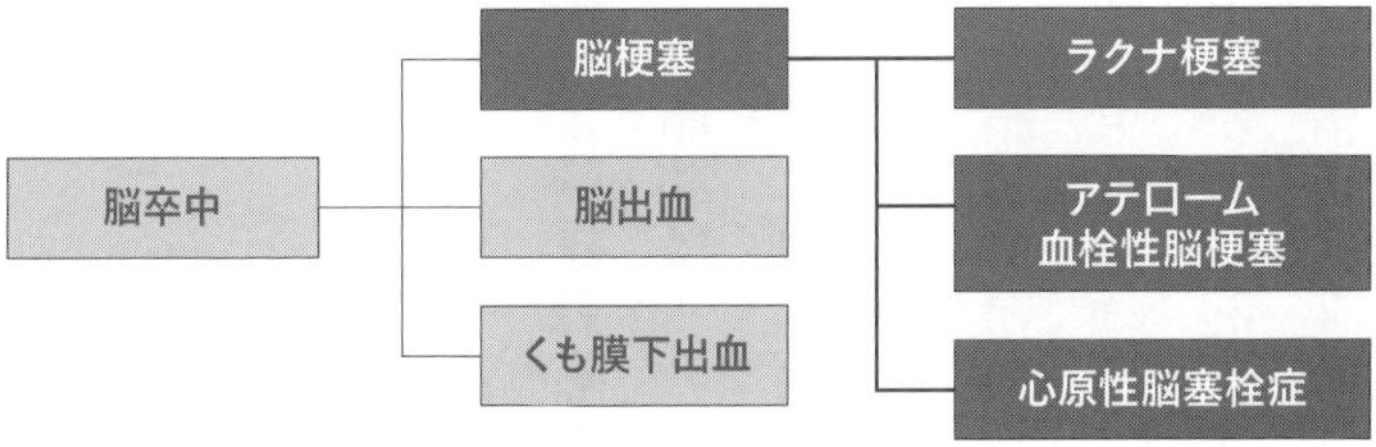

そして**アテローム血栓性脳梗塞の場合、水分不足になりやすい睡眠中と、起床後に発症しやすくなるのも特徴の一つ**です。とくに夏の夜は知らず知らずのうちに多くの汗をかいているもの。大きなペットボトル1本分にあたる500㎖もの発汗をみることもあります。それを前提に、**就寝前と起床後はコップ1杯ほどの水分補給をすることをおすすめします**。

ただ、水分なら何でもいいというわけではありません。緑茶などカフェインの入った飲み物は利尿作用があるため、逆に水分を排出してしまうことも。ビールなどのアルコールも利尿作用があり、脱水の原因となりがちです。飲酒の後はミネラルウォーターや麦茶などで水分を補給してください。

肥満

No.013

肥満の大敵、内臓脂肪は皮下脂肪よりも落としやすい

多くの人が邪魔モノ扱いにしそうな「体脂肪」。ひとくちに脂肪といっても、**体脂肪と呼ばれるものには「皮下脂肪」と「内臓脂肪」の2種類があります。**

皮下脂肪はその名のとおり、皮膚のすぐ下につく脂肪で、下腹部や太もも、お尻のまわりなど指でつまむことができます。

一方、内臓脂肪は、お腹の中の小腸を包み支えている腸間膜や内臓のまわりにつく脂肪。いわゆるポッコリお腹の原因となるのが内臓脂肪で、ウエストの周囲が男性85㎝以上、女性90㎝以上であれば内臓脂肪が蓄積していると判断されるのが一般的です。

内臓脂肪は直接見ることができず、「ついちゃうとなんだか厄介……」と感

じがちだと思います。もちろん、内臓脂肪は蓄積するとさまざまな代謝異常を引き起こし、糖尿病や高血圧、脳梗塞といった生活習慣病を引き起こしやすくなるため要注意です。

ただし、**内臓脂肪は皮下脂肪よりも「落としやすい脂肪」**であることが近年わかってきました。つまりは食習慣と運動習慣を見直すことで、短期間で落とすことが可能です。

具体的には、**糖質や脂質を適度に減らし、タンパク質・オメガ3系脂肪酸・食物繊維の摂取を増やす食事にしていくこと。そして脂肪燃焼に効果的な有酸素運動を習慣にする**ことです。ウォーキングや軽いジョギング、水泳などで軽度~中度の負荷をかけて体を動かすことで、内臓脂肪が消費されていきます。

見た目はそれほど太っていなくても、お腹だけがポッコリ出ている人は内臓脂肪が溜まっている人の典型的な体型です。ぜひ注意してください。

肥満

脂肪肝対策の最強食材はなんといっても「酢納豆」

No.014

脂肪肝とは、肝臓に脂肪が蓄積された状態のことをいいます。炭水化物や脂肪など糖質の摂り過ぎや、過剰な飲酒によって引き起こされることがほとんどで、糖尿病の原因としても注意が必要です。また悪化すると肝炎を引き起こし、肝硬変へと進展してしまう可能性がある怖い病気といえます。

脂肪肝を防ぐには日頃からの食生活に留意することが不可欠ですが、なかでも**血糖値の急上昇を抑える食物繊維を多く含む野菜類や海藻類を積極的に摂ることが大事です**。また、脂肪分の少ない肉や魚、大豆製品、卵などの「良質なタンパク質」も合わせて摂るようにしましょう。

こうした〝条件〟を兼ね備え、**脂肪肝を防ぐ食べ物として注目されているのが「納豆」です**。納豆は水溶性食物繊維と不溶性食物繊維がバランス良く含まれた良質なタンパク質を有し、適度な脂質と炭水化物、食物繊維もちょうど良い加減で含んでいます。脂肪肝を寄せ付けない最強の食べ物といえます。

なかでも最近になって注目されているのが、納豆に酢を混ぜた「酢納豆」の相乗効果。納豆の栄養価に加え、酢の酢酸には血糖値の急上昇を抑える働きがあり、脂肪肝の退治に最適です。

酢を黒酢にアレンジすれば、風味やコクが加わって食べやすさが倍増するのも工夫の一つ。お値段の面でも手軽な一品ですから、毎日の食事のメニューにぜひ加えてみてはいかがでしょうか。

「納豆」+「酢」を食べて
元気になろう!

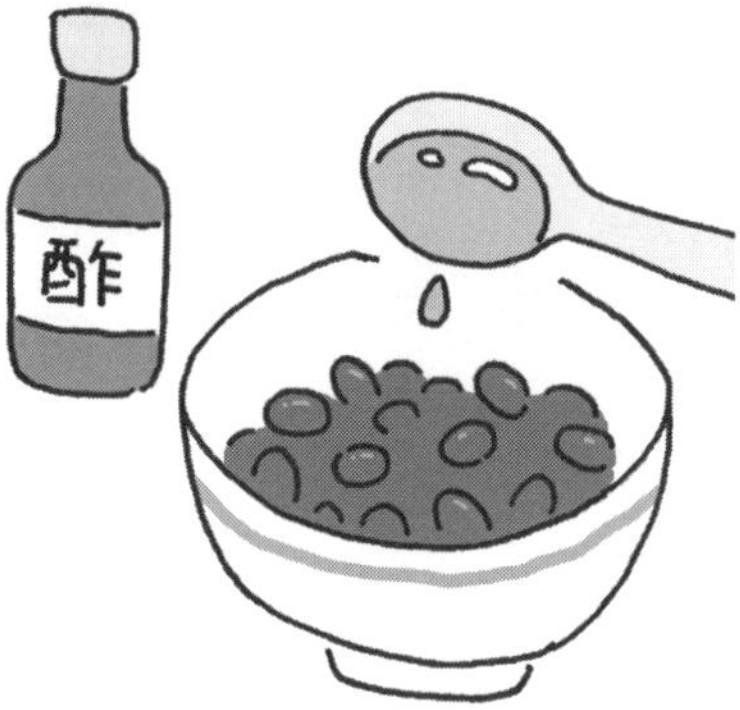

脳卒中

死亡率最悪の脳塞栓症はなぜ「ノックアウト型」と呼ばれるのか

No.015

3種類ある脳梗塞の3つめが、「**心原性脳塞栓症**」です。心原性脳塞栓症は心房細動によって起こり、「ノックアウト型脳梗塞」とも呼ばれる特徴があります。

少し専門的になりますが、心房細動とは心臓の心房内に流れる電気信号の乱れによって起きる不整脈の一種で、心房がけいれんしたように細かく震え、血液をうまく全身に送り出せなくなる病気のこと。

心房細動によって心臓の中で血液の流れが滞るようになると、滞った血液がよどんで血栓ができやすくなります。**この血栓が血液によって脳の血管に運ばれて詰まることで、脳梗塞が起こるのです。**

つまり、心臓が原因で起こる脳梗塞を心原性脳塞栓症といい、ノックアウト型脳梗塞とも呼ぶわけです。

心房細動によってできる血栓は、そのほかの血管にできる血栓に比べると大きいことが多いため、心原性脳塞栓症は重症化しやすい側面があります。

実際、脳梗塞全体では治療法の進歩もあって現在の死亡率は5%程度ですが、このノックアウト型脳梗塞は、7~8人に1人が亡くなっているという統計もあります。**前述した2つの脳梗塞に比べて格段に死亡率が高く、極めて怖い病気**なのです。

心原性脳塞栓症の大部分は心房細動が原因となって引き起こされますから、予防するには心房細動をいち早く見つけること。自身の手首の脈を測るなど、毎日状態を確認することが脳梗塞を防ぐことにもつながります。

脳と心臓との関係性は密接です。脳の血管にも影響を与える不整脈をいち早く見つけるために、日頃のチェックを欠かさないようにしましょう。

糖尿病

No.016

注意すべきはカロリーではなく「糖質」オーバー

糖尿病の改善や予防には、「摂取カロリー」に気をつけた食生活が必要……と考えてきた人が多いのではないでしょうか。実際、従来の糖尿病の食事療法は、標準体重から算出した1日の摂取カロリーを定めた上で、このうち50～60％は糖質のものを摂るという「カロリー制限食」が主流でした。

ところが近年、**新たな考え方として注目を集めてきたのが「糖質制限食」です**。ご飯やパンをはじめとした糖質（主には炭水化物）を制限し、代わりにタンパク質や脂肪、野菜などはいくら食べても良いという食事療法をいいます。

糖質制限食を始めると、速やかに血糖値が下がるというメリットがあります。

血糖値を直接上昇させるのは糖質だけという生理学的事実がありますから、それを抑えることで血糖値が下がるのは当然です。そして**糖質制限を続けることで薬剤投与の必要性が下がるほか、インスリンの量を少なめにして血糖コントロールができていくようになります。**

ただし、**過剰な糖質制限はやはり禁物。炭水化物や脂質も健康な体づくりには一定の摂取は必要だからです。**

ちなみに成人が1日に摂るべき糖質量は250g〜300gといわれていますから、その半分の130g以下を目安に、1日の糖質の摂取を考えていくようにしましょう。

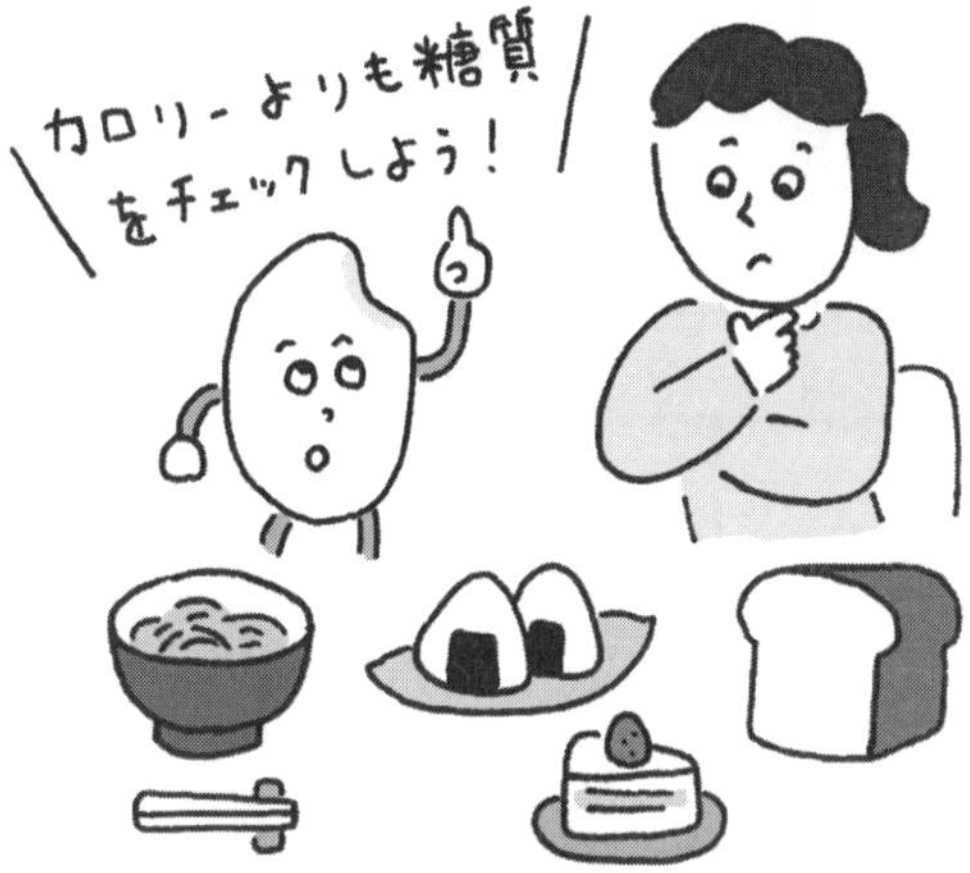

糖質の量を意識していますか？

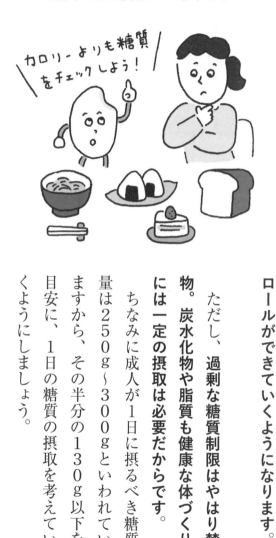

糖尿病

手足のしびれの原因、もしかして糖尿病かもしれない？

No.017

糖尿病で怖いのは、複数の合併症を生じてしまうことです。なかでも**3大合併症として注意したいのが、「糖尿病性神経障害」「糖尿病腎症」「糖尿病網膜症」の3つ**。その中で**「糖尿病性神経障害」は最も発生の頻度が高く、初期から生じやすい合併症**です。

具体的には手足の先に痛みを覚え、脚の指や脚の裏がピリピリしたり、ジンジンするような痛みやしびれを感じます。

反面、最初は手指には症状は見られないものの、進行していくとそこにも痛みやしびれるような感覚を持つようになります。さらに神経障害が進むと、次第に神経は働きを失い、しびれや痛みを通り越して感覚が鈍くなったり、何も感じなくなる……といった状態に進行してしまいます。

糖尿病によって、この神経障害がなぜ起こるかはまだはっきりわかっていませんが、原因としては高血糖による神経細胞の変化、動脈硬化からくる神経細胞への血流不足などが考えられています。

　糖尿病性神経障害は合併症として自覚しやすい症状でもありますので、もしもこうした**手足の「ピリピリ」や「ジンジン」とした違和感が続くようなら、糖尿病を疑ってみたほうが良い**かもしれません。

ピリピリやジンジンに要注意！

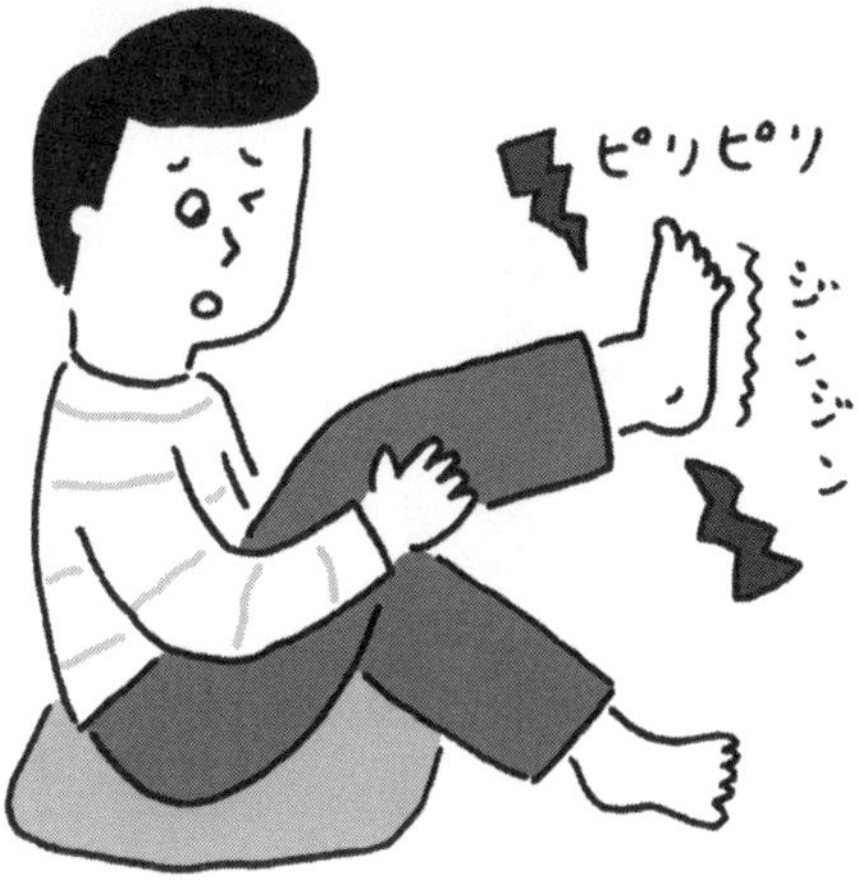

糖尿病

透析治療をする人に占める糖尿病の患者はなんと4割

No.018

糖尿病を発症してしまうと、血液中のブドウ糖の濃度が高い状態……つまり血糖値の高い状態が続き、全身の血管にダメージを与えます。なかでも腎臓には、糸球体という細い血管が集まった組織が約200万個あり、糖尿病による影響を受けやすい臓器ということができます。

糖尿病が原因で起こる腎臓病は「**糖尿病性腎症**」と呼ばれ、これまでは診断の前提として「アルブミン尿」があることが挙げられていました。ところが最近はアルブミン尿がないタイプのものがみられ、その割合が増加しています。

そのためアルブミン尿の出るタイプ、出ないタイプの両方を含めて、**糖尿病が原因で起こる腎臓病全体のことを糖尿病性腎臓病**と呼ぶようになっていま

慢性透析療法に占める糖尿病性腎症の割合

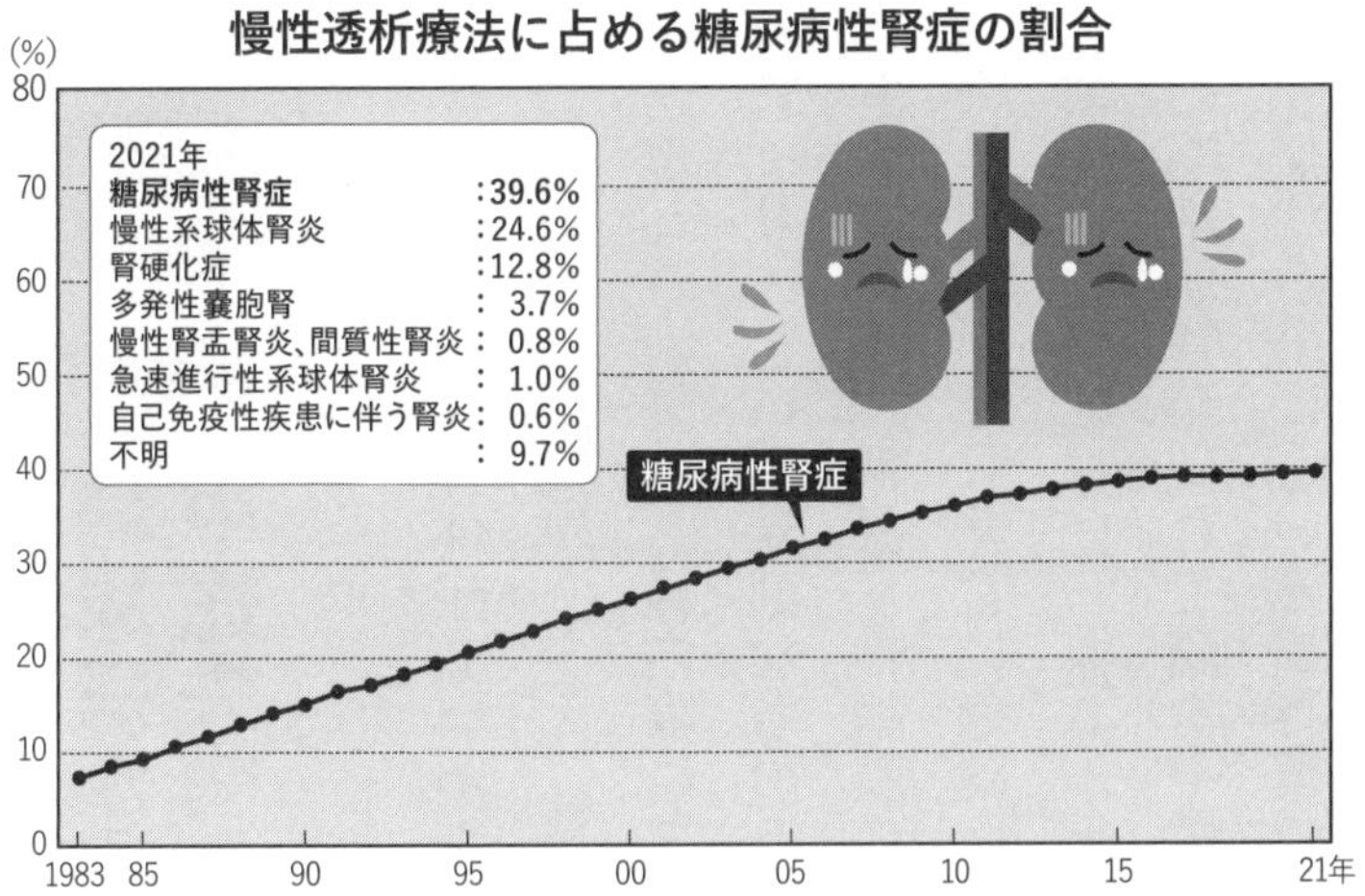

患者調査による集計：一般社団法人日本透析医学会「わが国の慢性透析療法の現況（2021年12月31日現在）」より

す。糖尿病が腎機能悪化の一因ではあるものの、糖尿病以外の要因が主原因である腎障害も含めた病気を、慢性腎臓病と位置づけるようになりました。

ちなみに**糖尿病性腎症は透析治療が必要となる腎臓病の中で最も多く、約4割を占めています**。２０２１年末の時点で透析患者の原因疾患のうち、糖尿病腎症が最も多く、実に14万人近い人が人工透析をうけているのです。糖尿病がある方は定期的に尿検査や血液検査を実施したほうが良いでしょう。

糖尿病

糖尿病が原因で中途失明をもたらすことがある

No.019

糖尿病の三大合併症といわれる病気について紹介してきましたが、3つめが**「糖尿病性網膜症」**です。糖尿病によって網膜の血管が傷つき、視力低下などが現れる病気で、**緑内障に次いで日本人の失明原因の第2位（日本眼科学会HPより）という深刻なもの**となっています。

とくに近年、糖尿病性網膜症による失明が大きな問題になっており、糖尿病の合併症の中でも非常に危険なものとして認識されるようになりました。

糖尿病性網膜症は、血液中の糖分が多い状態が続いて血管に障害をきたし、目の毛細血管が破れて酸素や栄養が届かなくなる病気です。ただ、進行しても自覚症状が出にくいのが特徴で、異変を自覚しないうちに進行し、ある日突然目の前が真っ暗になるという症状が現れたときには、すでに失明の危機に瀕した状態であることが非常に多いのです。

糖尿病を患っている期間が長い人ほど発症の頻度が高く、**糖尿病になってから10年が経過した人では、半数以上に糖尿病性網膜症があるといわれている**ほどです。ただ、逆にいえば糖尿病にかかってすぐに発症するわけではありませんから、血糖コントロールをしっかりと行えば防ぐことができます。

糖尿病性網膜症の最新の治療法としては、分子標的薬と呼ばれる抗体療法が広く注目を浴びています。抗VEGF薬と呼ばれるバイオ製剤を使用することで、従来にない高い治療成績を獲得できるという報告もなされています。

この病気は自覚症状を感じたときには、網膜症がかなり進行していることが多いのが大きな特徴ですから、糖尿病の方は自覚症状がなくても定期的に検査を受けることが必要といえるでしょう。

糖尿病

糖尿病の治療はインスリン注射から経口薬の時代へ

No.020

糖尿病が進行した患者さんは、1日1回以上のインスリン自己注射を行うのが一般的です。その中で近年、病態や治療に合わせたさまざまなタイプのインスリン製剤の開発が進められています。

たとえば週1回の注射で治療ができる、これまでにない超長時間作用型の新しいインスリン製剤。注射の回数を減らすことで糖尿病患者の負担を少なくすることが期待されています。

このようにインスリンは効果的な血糖降下薬であり、糖尿病治療の基礎といえるものですが、一方でほかの新しい取り組みとして注目されているのが、薬剤開発です。

糖尿病患者のＱＯＬを上げるための研究が盛んに行われ、以前では考えられなかった画期的な技術が登場しています。それが、**インスリン自己注射からカプセル型経口剤への切り替えです。**

飲むだけで自動的にインスリンが投与される新型カプセルが登場

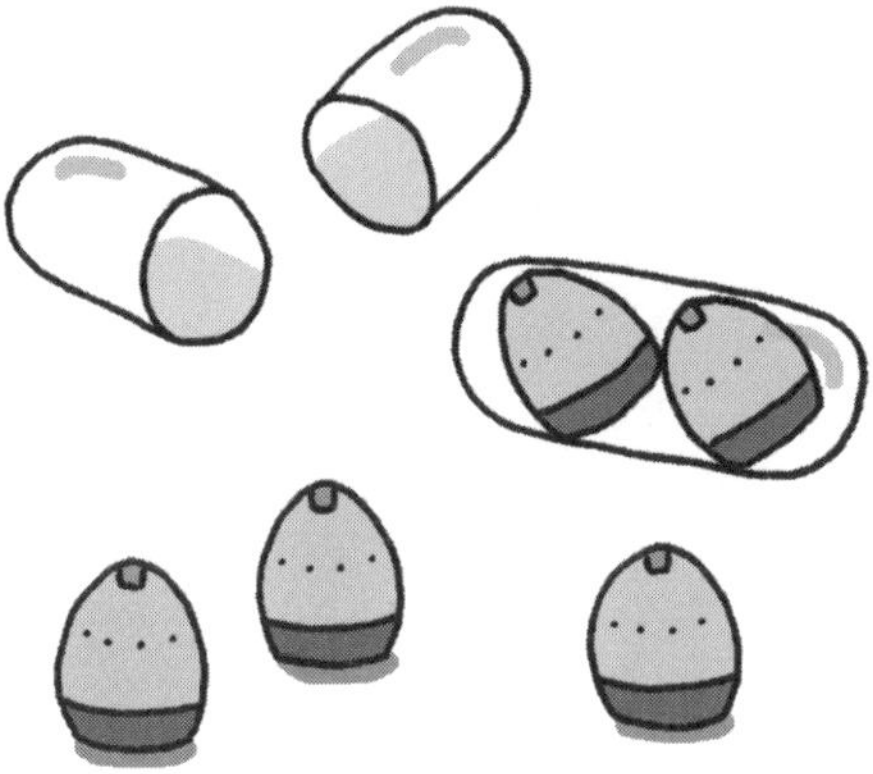

２０１９年10月の『Nature Medicine』に米マサチューセッツ工科大学で機械工学を専門とするGiovanni Traverso氏らが新しい技術を掲載しました。

新たに開発されたカプセル製剤は、**インスリンなどのタンパク質でできた薬剤を口から飲み込んで小腸まで送り届け、小腸でpHが上昇すると壊れる仕組みに**

なっているもの。壊れたカプセルから3本のアームが開き、その中から微細な1㎜の針が登場しインスリンを小腸から注入します。インスリンの注入が終わるとアームはバラバラになって排泄されるというものです。

実用化にはもう少し時間がかかりそうですが、実現すれば糖尿病の治療として一般常識になっているインスリン注射に新たな変化を与えることができます。自己注射に抵抗感のある人にとって、画期的な治療法といえそうです。

第2章

《生きる力の源、食べること》

食と栄養

生きることに直結している
食べものについて無頓着のままでは
怖ろしいことが待っています。

加工肉

No.021

発がん物質といわれる赤肉や加工肉、それホント？

２００７年に世界がん研究基金（ＷＣＲＦ）と米国がん研究協会（ＡＩＣＲ）による報告書「食物・栄養・身体活動とがん予防」が10年ぶりに改訂され、その中で、**赤肉（牛・豚・羊など）・加工肉（ハム・ソーセージ）摂取が大腸がんに対して「確実なリスク」と評価され、話題になった**ことがあります。

この報告を受けて、日本人の赤肉・加工肉に関する発がん性を調査し、国立がんセンターが日本人における赤肉・加工肉摂取量と大腸がん罹患リスクについての発表を行いました。

ちなみに赤肉による大腸がんリスク上昇のメカニズムは、動物性脂肪の消化における二次胆汁酸、ヘム鉄による酸化作用、内因性ニトロソ化合物の腸内における生成、調理の過程で生成される焦げた部分に含まれるヘテロサイクリックアミン（発がん物質）等の作用が指摘されています。これは赤肉に限らず、肉類全体の摂取を通した共通のものとしても捉えることができます。

そして結論をいえば、**日本人男性・女性のいずれにおいても、赤肉・加工肉摂取による結腸・直腸がんのリスク上昇は見られませんでした。**

２０１３年の国民健康・栄養調査によると日本人の赤肉・加工肉の摂取量は一日あたり63ｇ（赤肉は50ｇ、加工肉は13ｇ）で、世界でも最も摂取量の低い国の一つです。平均的摂取の範囲であれば大腸がんのリスクへの影響はほとんど考えにくいわけですが、一方で欧米でも多いとされる量の摂取であれば、リスクを上げる可能性は高いと思われます。赤肉や加工肉だけでなく、肉類全体の摂取量と大腸がんのリスク上昇の関連が見られる以上は、食べ過ぎないようにする必要があるのは確かといえるでしょう。

塩分

塩分を控えたいあなたには「DASH食」がおすすめ

No.022

年齢を重ねていくごとに注意が必要になるものに、「塩分」の摂取があります。**高血圧のほか、さまざまな生活習慣病の原因になる**からです。

日本高血圧学会の治療ガイドラインでは、塩分の摂取は1日6グラム未満とされています。けれども令和元年（2019年）の厚労省の「国民健康・栄養調査」によると食塩摂取量の平均値は10・1グラムという高さ。とくに男女とも60歳代が最も高い数値になっています。

塩分の摂取量がなかなか減らないなかで、**近年注目されているのが「DASH食」**です。アメリカで開発された、塩分を排出しやすい栄養成分を中心にし

近年注目される「DASH食」

増やす
（平均的な食事の約2倍に）

カリウム
イモ類、カボチャ、春菊、大豆食品、サヤインゲン、アボガド、バナナ、柿、海藻類など

カルシウム
牛乳、ヨーグルト、ゴマ、モロヘイヤ、小松菜、小魚、豆腐など

マグネシウム
納豆、アーモンド、カシューナッツ、ゴマなど

食物繊維
リンゴ、オクラ、モロヘイヤ、山いも、こんにゃく、海藻類など

減らす
（平均的な食事の約 2/3に）

飽和脂肪酸
牛脂、ラード、ヤシ油、バター、パーム油など

コレステロール
バター、生クリーム、肉、ラード、臓物類（レバーやモツなど）、ベーコン、マヨネーズなどの動物性脂肪

日本人の1食あたりの栄養摂取量の目安

カリウム	766mg	マグネシウム	82mg
カルシウム	168mg	食物繊維	6.1g
飽和脂肪酸	6.1mg	コレステロール	112mg

※令和元年国民健康・栄養調査報告書（厚生労働省）をもとに算出

た食事法で、血圧を下げる効果も期待されています。

具体的には、**ミネラル（カリウム、カルシウム、マグネシウム）や食物繊維、タンパク質を増やし、飽和脂肪酸やコレステロールを減らすもの。**これらの効果を持つ栄養素を組み合わせることで、体から余分な塩分を排出することを促していきます。

最近では、日本人に合った食生活へとアレンジした「日本人向けＤＡＳＨ食」も浸透しつつあります。

コレステロール

卵は1日に10個食べてもコレステロール値に変化なし

No.023

「卵を食べるとコレステロールが上がる」……そんなイメージを持っている人は少なくないのではないでしょうか。1970年代に行われた研究が根拠で、「卵は1日に1個まで」という認識で過ごしてきた方は多いように思います。

そうしたなか、日本では1981年に人体とコレステロールに関する研究結果が発表になりました。健康な成人が1日5〜10個の卵を5日間連続して食べた結果、**1日に10個ずつを食べた人でも血中コレステロールの値はほとんど変化しない**ことがわかったのです。

この結果を見てもわかるように、Lサイズの卵1個には約300mgのコレステロールが含まれていますが、健康な人が1日2〜3個を食べてもコレステロール値が上がることはありません。これは卵黄に含まれるリン脂質の一種である卵黄レシチンがコレステロールの量を調整し、善玉コレステロールを増やす働きがあるため。また、卵に含まれる脂肪酸にはコレステロールを下げる効果のあるオレイン酸が豊富で、**卵がコレステロール値を上昇させる……というのは過去の間違った認識**といえます。

以前まで厚生労働省では、1日のコレステロールの摂取基準を女性600㎎、男性750㎎と設けていました。卵1個のコレステロール値はおよそ300㎎であることから、卵が「1日1個まで」といわれる根拠になってきました。けれども厚労省の同基準は2015年に改定され、コレステロールの上限目標量が消えました。**コレステロールを多く含む食品を食べても、血中コレステロール値には影響がない**という研究報告が相次いだためです。その意味でも、卵を食べてコレステロール値を気にする必要はないというわけなのです。

No.024

添加物

ゼロカロリーの人工甘味料が糖尿病の呼び水になる

現代の食品には、100%といっていいほど何らかの食品添加物が加味されていますが、長期的な健康リスクを害するものも少なくなくありません。

たとえば「ゼロカロリー」をうたった食品に使用される人工甘味料。カロリーを抑えた砂糖の代替品として食品の多くに含まれ、血糖値を上昇させないことから、米国糖尿病学会では砂糖の代わりに人工甘味料を使うことは糖尿病の治療に有用であると提言しています。

その一方で、**人工甘味料を過剰に摂取することは、糖尿病の発症リスクを上昇させる……という指摘がされています。**

ある研究では、「ダイエット清涼飲料水を週に1カップ（237㎖）以上飲む人は、飲まない人に比べて糖尿病発症の危険が1・7倍高かった」という結果が得られました。

ふつう、砂糖を摂取すると血糖値が上がるため、インスリンという血糖を下げるホルモンが分泌されます。その点、人工甘味料だと血糖値を上げないため、インスリンは分泌されません。**習慣的に人工甘味料を摂取していくとインスリンの働きが鈍くなり、血糖値をコントロールする力が弱まる**わけです。

人工甘味料は食品として登場してまだ歴史が浅く、化学的に作られたものでもあることから、メリット・デメリットの両面についての議論や検証がなされている最中ともいえます。

それらをしっかりと理解した上で、利用する側が効果を感じられる使い方をすることが大切でしょう。

No.025

グルテンフリー

グルテンフリーで健康になる？むやみに信じるのは禁物

近年注目されるようになった「**グルテンフリー**」は、グルテン（小麦に含まれるタンパク質）を摂取しない食事方法、もしくはグルテンを含まない食品のことです。本来、グルテンの入ったものを口にするとアレルギー症状の出る人たちの体質改善が目的の食事療法でした。

それが今では、広く健康志向の人も取り入れるようになっています。グルテンフリーを食生活に取り入れることで、脂肪や糖の過剰摂取が抑えられ、血糖値の上昇がゆるやかになるなどの効果が期待されたわけです。

けれども、グルテンフリーをダイエット、つまりはやせるための食事法と安易に捉えている人が少なくない一方で、**そもそもグルテンにアレルギーがない人に対して、グルテンフリーの食生活に減量や健康効果があるという科学的根拠はまだ見つかっていません。**

グルテンフリーはあくまでもアレルギー症状の改善のための食事であって、ダイエットを目的に行うものではないといっていいものです。

健康な人が正しい知識を持たずにグルテンフリーを取り入れると、ビタミンBや食物繊維が不足し、かえって太る原因になったり、ほかの健康被害をもたらす可能性もあります。安易に長期にわたって続けることは避け、医師の指導やアドバイスを受けることをおすすめします。

グルテンフリーダイエットのデメリット

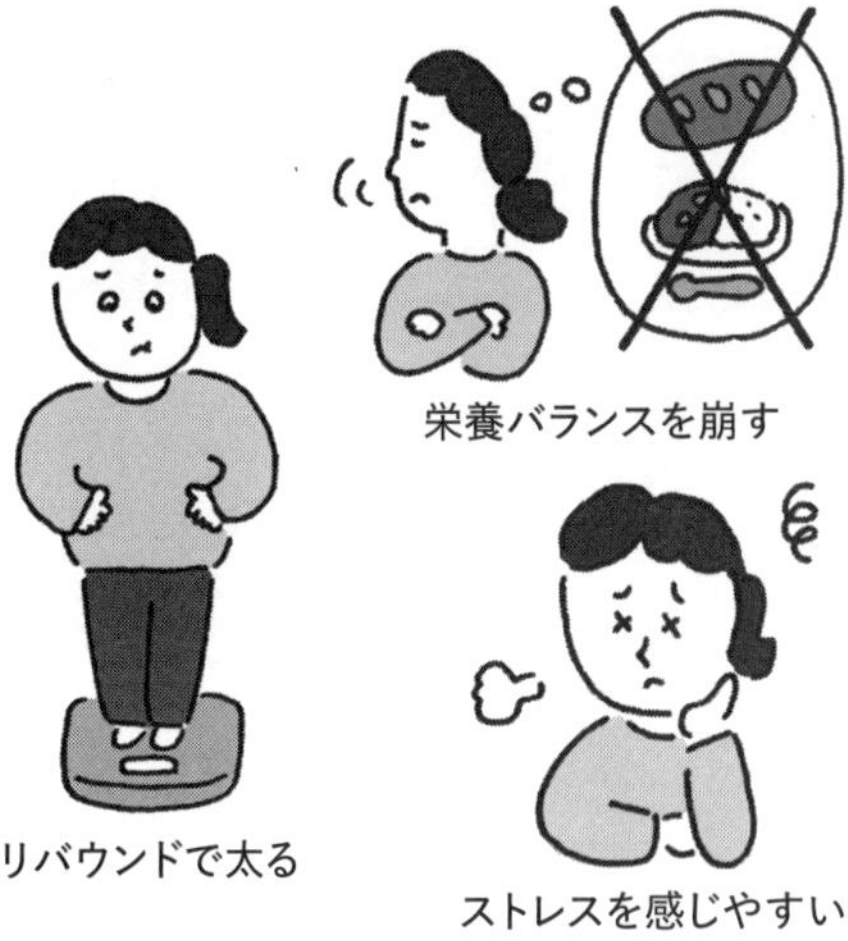
栄養バランスを崩す
リバウンドで太る
ストレスを感じやすい

コーヒー

長生きしたければ1日4杯のコーヒーを飲みなさい

No.026

先のページ（16〜17ページ）で脳梗塞にコーヒーが良いと述べましたが、そもそも日本人はコーヒーをよく飲む国民です。ある民間企業が2022年に行った「日常生活とコーヒーに関する調査」では、コーヒーを毎日飲む人は7割強に上ったといいます。

加えて、コーヒーを飲むことで期待する効果は、「気分転換」「リラックス効果」が各5割強、「眠気を覚ます」が3割強、「集中力を高める」が2割弱という結果が得られました。

この中に「健康な体をつくるため」という答えが入っていないのは実は意外で、コーヒーには脳梗塞の効果だけでなく、**長寿をはじめ、さまざまな病気予**

防に効果があることが近年の研究で明らかになりつつあります。

少し前までは、コーヒーに含まれるカフェインを〝敵視〟して、飲み過ぎると心臓に悪い、高血圧になる、不眠症につながる……といったマイナスイメージを抱く人は少なくありませんでした。

ところが2012年にアメリカ国立衛生研究所（NIH）が行った研究によると、1日2〜6杯のコーヒーを飲む人は、飲まない人に比べて全死因死亡率が男性の場合は約10％、女性は約15％低かったとの結果が得られました。なかでも1日に4〜5杯飲む人の死亡リスクが最も低いと結論づけました。

コーヒーには肝臓病や2型糖尿病、心臓疾患や認知症、さらにはがんの予防にもつながるなど、さまざまな健康効果があると考えられています。

日本人の世界的な寿命の長さは、このあたりにも理由の一つがあるのかもしれませんね。

牛乳

「牛乳を飲んだら背が伸びる」をあなたは信じるか

No.027

皆さんも小さな頃に、「背を伸ばしたいなら牛乳を飲みなさい！」といわれたことはありませんか？ 学校給食の牛乳が苦手だった人は、そんな先生の言葉を聞いて怪訝な気持ちになったことがあるかもしれません。でもその言葉は、実はあながちウソではなく、一方で少し事実と違う面もあるのです。

最も**身長が伸びる成長期は、個人によって差はあるものの、男子は10〜15歳前後、女子の場合は8〜12歳前後**といわれています。背を伸ばすには、この成長期にバランス良く栄養を摂り、運動と質の良い睡眠を重ねることが効果的です。その際に必要な栄養素が、カルシウムやタンパク質、亜鉛、鉄分など。そして牛乳はカルシウムが豊富なだけでなく、カルシウムの吸収率が極めて高い食品なのです。

ちなみにコップ1杯（200㎖）に含まれるカルシウムは約225㎎で吸収率は約40％と、魚や野菜などに比べても多くのカルシウムを摂ることができます。これが、成長期に摂取をすすめられる理由の一つといえます。

ただし、それだけでは十分ではありません。**牛乳に含まれるカルシウムは、骨を伸ばす効果よりも、骨を強くする効果のほうが期待されるもの**だからです。骨を伸ばす＝身長を伸ばすにはカルシウムだけでなく複合的な栄養素が必要で、**なかでもタンパク質が重要**になります。

つまり、牛乳で背が伸びる土台はつくれるものの、牛乳だけでは背は伸びないということ。カルシウムをはじめとしてタンパク質をしっかりと摂り、さらに脂質、炭水化物、そしてミネラル、ビタミンという5大栄養素をバランス良く摂る食生活こそが、成長期に背を伸ばす一番の方法といえるのです。

食物繊維

むやみに食物繊維をとるのは効果がなく危険あり

No.028

便秘に悩まされる女性（もちろん男性も）にとって、**食物繊維を積極的に摂ることは、常識中の常識**と考えていると思います。

とくに野菜などに多く含まれ、便秘対策のほかさまざまな生理作用を有しています。便の材料となったり、大腸内で良い働きをする善玉菌を増やして腸内環境を整えることで、便通を良くする効果があるわけです。そのほか、肥満や高血圧、糖尿病などの予防や改善にも役立ちます。

ただ、ここで注意が必要です。**便秘がひどく辛いからといって、やみくもに過剰に摂取すると、効果はまったく逆のものになってしまいます。**

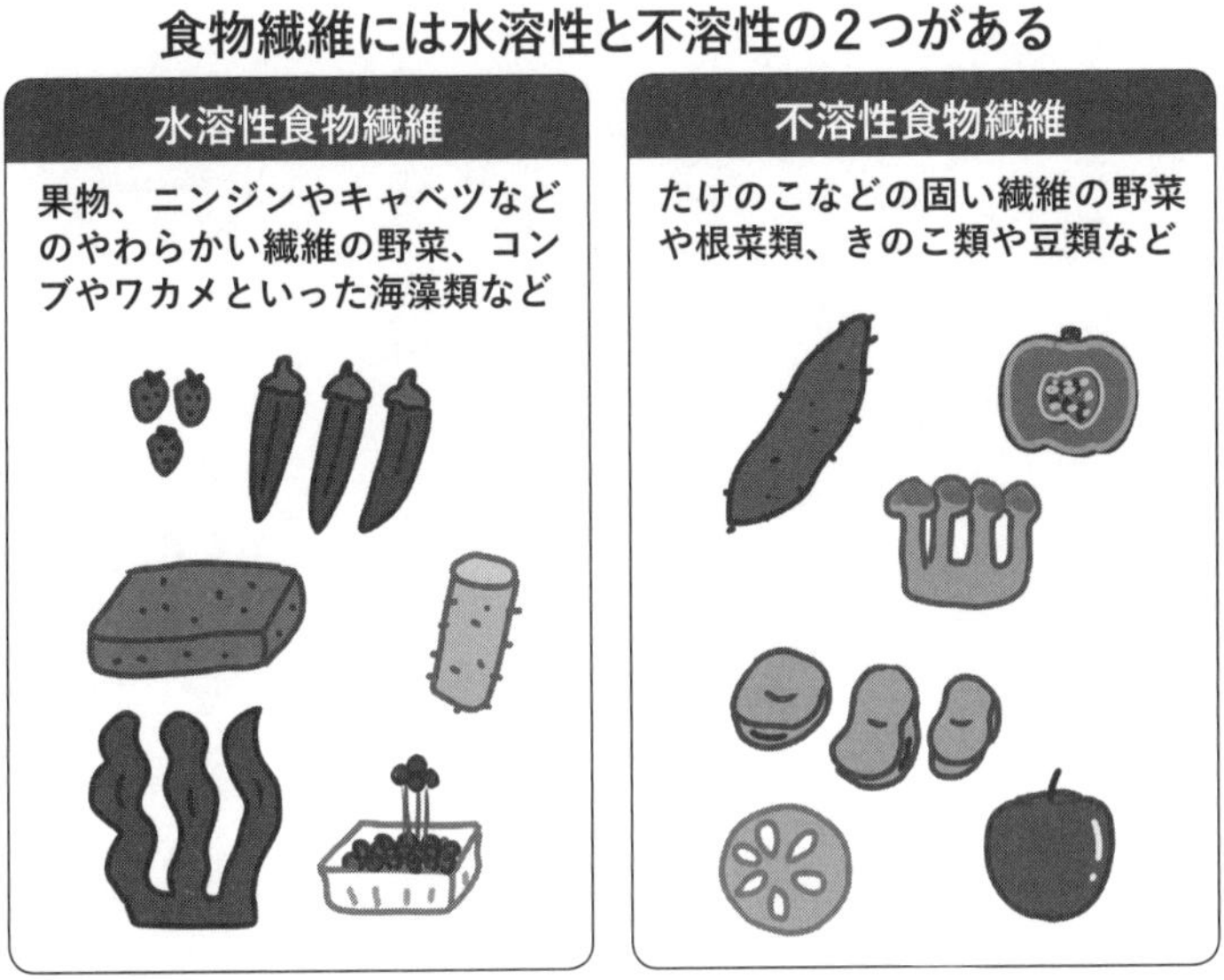
食物繊維には水溶性と不溶性の2つがある
水溶性食物繊維
果物、ニンジンやキャベツなどのやわらかい繊維の野菜、コンブやワカメといった海藻類など
不溶性食物繊維
たけのこなどの固い繊維の野菜や根菜類、きのこ類や豆類など

食物繊維には「水溶性」と「不溶性」の2種類があり（上図参照）、水溶性食物繊維は水に溶け、不溶性食物繊維は水に溶けない特徴があります。

水溶性食物繊維を摂り過ぎるとかえって便通が乱れて下痢症状を起こし、逆に不溶性食物繊維を過剰に摂っていると便秘を悪化させてしまいます。

食物繊維の摂取は、成人1日あたり17～21g以上が目標値とされていますので、これを基準に適正な食生活を心がけましょう。

No.029

アルコール

「酒は百薬の長」……とはいえない時代がやってきた

「酒は百薬の長」という古くからのことわざがあります。もとは中国古代の史書「漢書」が出典で、「適量の酒はどんな良薬よりも効果がある」と適正な飲酒を奨励した言葉です。ところが近年、**少量の飲酒でも健康に害があるという論文が相次いで発表された**ことで注目を集めています。

２０１８年４月に医学雑誌『Lancet（ランセット）』誌に掲載された英ケンブリッジ大学などの研究（※）では、「死亡リスクを高めない飲酒量は、純アルコールに換算して週に１００gが上限」という報告がなされました。また、２０２２年には世界心臓連合（ＷＨＦ）が「心臓に良い飲酒量はない」と明言したことも話題になりました。

（※）Lancet. 2018;391（10129）：1513-1523.

とはいえ、適量の飲酒には従来、食欲増進や血行の促進、ストレスの緩和といったメリットが指摘されているのも確かなところ。その「常識」は偽りのないものとして認識しておいて良いものでしょう。

ちなみに厚生労働省が平成25年から開始した「健康日本21（第二次）」で、**「生活習慣病のリスクを高める飲酒量」は、1日あたりの純アルコール摂取量が男性で40g以上、女性で20g以上**と定義しています。

左に純アルコール量の計算式を紹介しますので、日々の飲酒の目安にしてみてください。

お酒の量（㎖）×アルコール度数／100×0・8（アルコールの比重）＝純アルコール量（g）

たとえば、アルコール度数5％のビールロング缶1本（500㎖）に含まれる純アルコール量は、500㎖×5／100（＝5％）×0・8＝20gとなります。

No.030

植物油

植物性脂肪は動物性脂肪より健康的とはいえない

肥満や生活習慣病の原因の一つとして、動物性脂肪はとかく悪者にされがちですね。動物性脂肪とは文字どおり、動物の体に含まれている脂肪で、肉やバター、チーズなど。一方で、動物性脂肪の代わりに好まれるのが、植物性脂肪。サラダ油やオリーブオイル、ごま油など、植物から抽出される脂分を原料とした製品に含まれているものです。

動物性脂肪がなぜ歓迎されないかというと、「飽和脂肪酸」の成分を多く含んでいるから。飽和脂肪酸は脂質を構成する脂肪酸の一つで、**血液中の中性脂肪や、「悪玉」といわれるＬＤＬコレステロールを増やす作用があります。**

逆に植物性脂肪の場合、もう一つの脂肪酸である「不飽和脂肪酸」が多く含

「油」と「脂」の違い

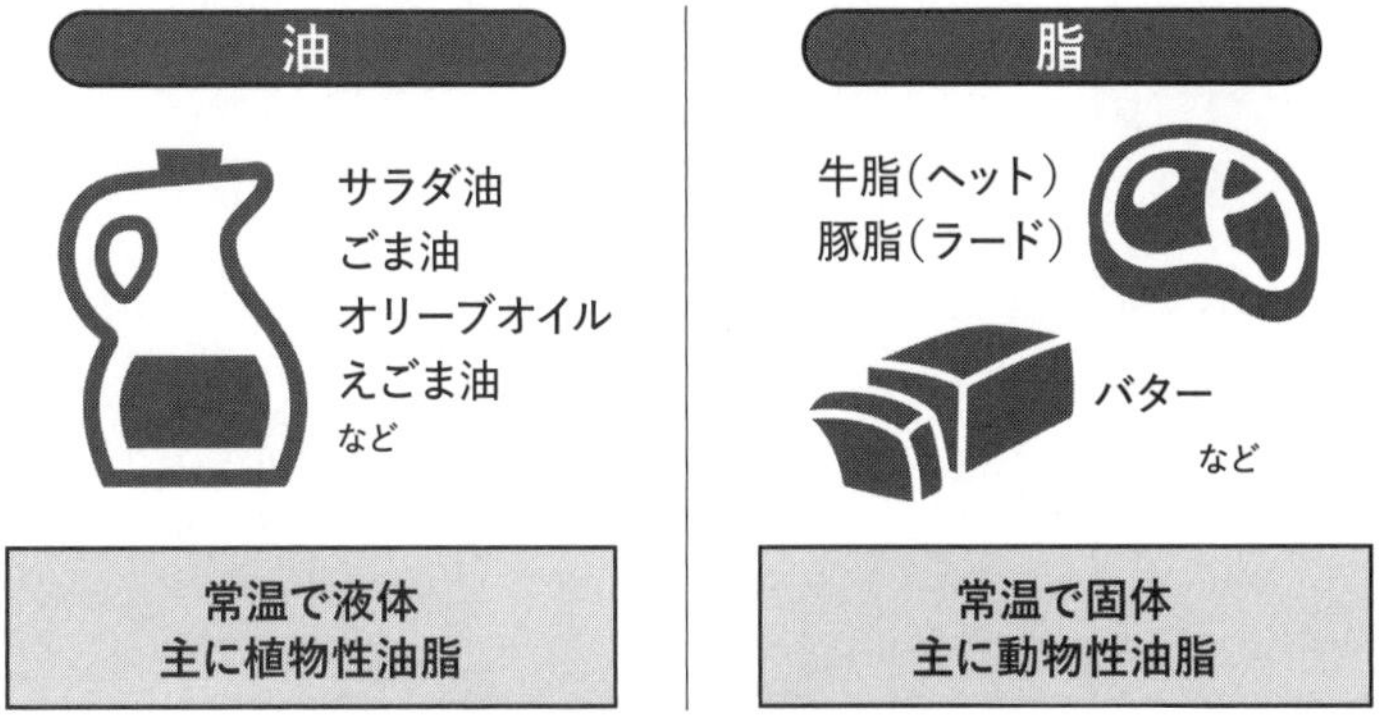

油	脂
サラダ油 ごま油 オリーブオイル えごま油 など	牛脂（ヘット） 豚脂（ラード） バター など
常温で液体 主に植物性油脂	常温で固体 主に動物性油脂

油と脂は体に与える影響が大きく異なるので
違いを知っておこう

まれ、不飽和脂肪酸にはＬＤＬコレステロールを減らす作用があります。こうしたことから、動物性脂肪よりも植物性脂肪のほうが好まれているわけです。

その一方で、近年になって懸念されていることがあります。植物性油を固形にした食品はいくつかありますが、固形化する際にはふつう、水素を添加します。そうやって作られたマーガリンやファットスプレッド、ショートニングなどに、**「トランス脂肪酸」を含んでいるものが**あるのです。**心筋梗塞などのリスクが上**

昇する可能性があり、海外では禁止の方向に進んでいる成分です。

加えて近年、トランス脂肪酸よりも危険な成分の存在が指摘されるようになってきました。**トランス脂肪酸と同時に副生される「ジヒドロ型ビタミンK1」で、心筋梗塞のほか、脳卒中、糖尿病腎症や骨粗鬆症などを引き起こすリスク**があるとされています。もちろん、ごくふつうの食品摂取量であれば直接の健康被害が生じるようなことはありませんが、植物性油だからまったく問題ない！と無警戒に信じ込むのは要注意、ということです。

実際、適量であれば「植物性油よりも動物性油のほうが良い」との論文は数多く発表されているのですが、サラダ油などの植物性油のほうが加工食品を作る際のコストが安いため、企業の声に押し戻されている現実もあるようです。固定観念にとらわれず、食についての正しい認識を持つことが重要でしょう。

No.031

短鎖炭水化物

健康に良い食品でも体質に合わなければお腹をこわす

小腸で分解・吸収されにくい糖類を総称して「**短鎖炭水化物**」といい、発酵性・オリゴ糖・二糖類・単糖類・糖アルコールの頭文字をとってFODMAP（フォドマップ）と呼ばれています。

小腸内で吸収されなかった短鎖炭水化物は、大腸内に流れていき、大腸内にたどり着くと腸内細菌によって分解されガスを発生させます。また、短鎖炭水化物が大腸内にたくさん存在すると、浸透圧の影響で水分が大腸内に増えてしまい、腹痛、おなら、下痢・便秘などの症状が出てきます。

短鎖炭水化物は、私たちが日常的に食べている食品の多くに含まれており、

短鎖炭水化物（FODMAP）

	高FODMAP食品	低FODMAP食品
穀物	小麦粉、パン、パスタ、うどん、ラーメンなど	米、もち、十割そば、ビーフン、フォーなど
野菜・イモ	アスパラガス、タマネギ、ニンニク、長ネギ、サトイモ、サツマイモ、カリフラワー、キノコ類など	トマト、ニンジン、ナスビ、ピーマン、ダイコン、ハクサイ、ホウレンソウ、モヤシ、コンニャク、ジャガイモなど
豆・肉・魚・卵	豆類、絹こし豆腐、ソーセージなど	木綿豆腐、牛肉、豚肉、鶏肉、魚、卵など
果物	リンゴ、モモ、ナシ、スイカ、カキ、サクランボ、アボカドなど	バナナ、イチゴ、ブドウ、キウイフルーツ、オレンジ、レモンなど
乳製品	牛乳、ヨーグルト、生クリーム、プロセスチーズ、クリームチーズなど	バター、チェダーチーズ、カマンベールチーズ、モッツァレラチーズ、パルメザンチーズなど
油脂・調味料・甘味料	トマトケチャップ、固形スープの素、ハチミツ、高果糖シロップ、濃縮果汁、人工甘味料など	マヨネーズ、塩、みそ、しょう油、オリーブオイル、酢、メープルシロップなど
菓子・その他	ピスタチオ、スナック菓子、洋菓子、カシューナッツ、ウーロン茶、プリン、アイスクリーム、ミルクチョコレートなど	アーモンド・ヘーゼルナッツ（ともに10粒以下）、ポップコーン、せんべい、タピオカ、緑茶、紅茶、コーヒー、ココアなど

「高FODMAP食品」である小麦粉や牛乳などを摂取した後、お腹の具合が悪くなる人は、体質に合っていない可能性があります。つまり、健康によいとされる食品でも、体質に合わなければ腸トラブルの原因になるのです。一方、**「低FODMAP食品」を選択することで、大腸内のガス産生や水分増加を抑えることができます。**

欧米では、短鎖炭水化物を多く含む食事が過敏性腸症候群の症状を引き起こすといわれています。逆に短鎖炭水化物を少なくすると、過敏性腸症候群の治療に役立つかもしれないと考えられ、研究が行われました。その結果、これまで推奨されてきた脂肪や不溶性線維などを控えた食事と同様に、短鎖炭水化物が少ない食事で過敏性腸症候群の症状が緩和される結果が得られました。

すべての過敏性腸症候群の人に効果があるわけではありませんが、症状を改善するための選択肢が増えたといえるかもしれません。

食べる順番

野菜を先に食べるだけで本当に血糖値が下がる？

No.032

毎日の食事のバランスやカロリーに注意し、きちんとコントロールする食事療法は手間がかかり、長続きしないことが多いものです。一方、手軽に続けられて効果があると注目されているのが、**食べる順番を決める方法**です。

具体的には、**（1）食物繊維が豊富な野菜や海藻類、（2）タンパク質の摂れる肉や魚、大豆などを中心としたおかず、（3）糖質が中心のご飯、パン、麺類などの主食、の順番で食べます。**

野菜はサラダに限らず、おひたしやみそ汁、スープなども含まれます。芋類やかぼちゃ、大豆以外の豆類などは糖質が多いので主食と同じ扱いとします。料理一品ずつの栄養バランスを考えたり、カロリーを計算したりする必要はありません。食べる順番に留意するだけで血糖値の上昇を抑えられ、血糖コントロールの指標に用いられるヘモグロビンA1cも下がると報告されています。

食べる順番を変えるだけで、なぜ血糖値がコントロールできるのでしょうか。はじめに食物繊維が豊富な食品を食べると、腸内での糖質の吸収をゆるやかにして血糖値が上がりにくくなるとともに、食欲や体重抑制の働きのあるインクレチンというホルモンの分泌も促されます。

次に食べる肉や魚、大豆食品などタンパク質中心の主菜は、野菜ほどではありませんが、主食よりは血糖値が上がりにくいものです。最後にご飯やパンを食べる頃には、先に食べた野菜料理やおかずでお腹がだいぶ満たされているので、主食の量を控えることができ、腸での糖質の吸収も抑えられます。

血糖値が上昇しなければインスリンの分泌も少なくてすみ、内臓脂肪が増えすぎる脂質異常症や肥満、高血圧などの予防にもつながります。

ポリファーマシー

かかりつけの薬局を持たなければいけない理由

No.033

高齢者の医療をめぐる問題として、「**ポリファーマシー（多剤併用）**」への関心が高まっています。

年齢とともに、高血圧、糖尿病、不眠、そのほかいろいろな身体の不調が出てきて、医療機関を受診すると、多くの場合で薬が処方されます。しかし、**薬の数が増えるほど、有害事象のリスクも高まります**。具体的な症状としては、めまいや転倒、肝機能障害、低血糖、認知機能低下などさまざまで、命に関わるものもあるといいます。また、ポリファーマシーは健康を害するだけでなく、国民医療費の高騰という社会的な問題もはらんでいます。

高齢者の内服薬数

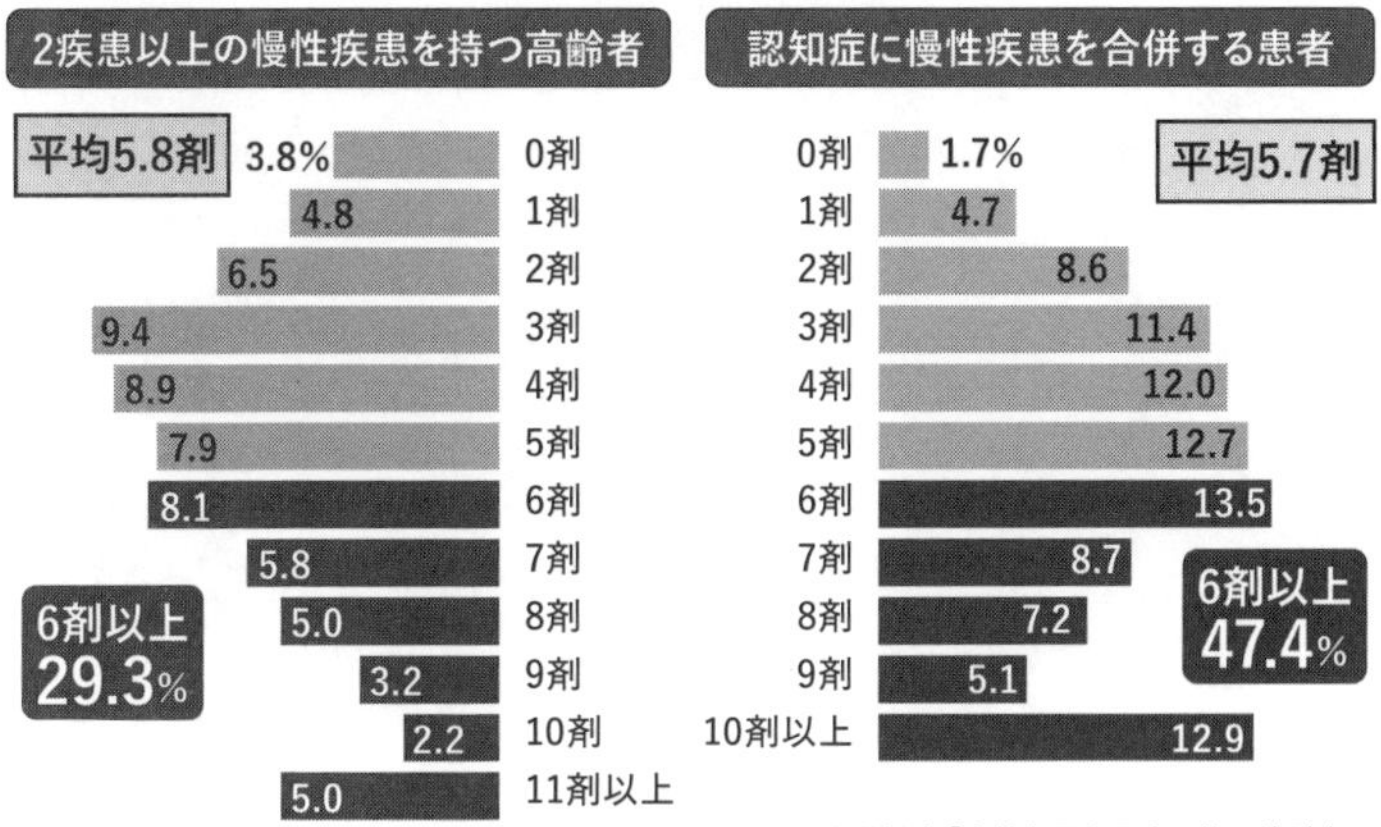

厚生労働省「高齢者医薬品適正使用検討会」（2017年4月17日）の資料をもとに作成

厚生労働省の調査によると、2つ以上の慢性疾患を持つ高齢者の約3割、認知症に慢性疾患を合併する患者では約半数が、6剤以上の内服薬の処方を受けていました。

そして、通常成人の用法・用量でも高齢者では注意が必要となる副作用があること、薬剤の種類が多くなること、とくに6剤以上で薬剤関連の有害事象の頻度が高くなる傾向があるとしています。

ポリファーマシーは、患者が必要以上に多くの診療科や医療機関を受診することも原因となっています。お薬手帳を活用し、かかりつけ薬局を持つことで回避しましょう。

No.034

果糖リスク

「果汁入り飲料＝健康に良い」はイメージだけの間違い

ジュースやコーラなどの清涼飲料水や加糖のコーヒー飲料などは、習慣的に飲んでいる人も多いでしょう。健康に悪影響を与える可能性があるため、たまに飲むくらいならいいですが、毎日飲むのは避けたほうがよさそうです。

米カリフォルニア大学の調査によると、果糖やブドウ糖、ショ糖などが多く含まれるジュースやコーラなどの**高カロリーの飲料を毎日1杯以上飲んでいる人は、まったく飲まない人に比べ、心血管疾患のリスクが約23％高い**という結果が発表されました。

とくに果糖などが加えられた果汁飲料を飲む人はリスクが高く、毎日1杯以

市販の清涼飲料水に含まれている糖質量の例（500mℓ）

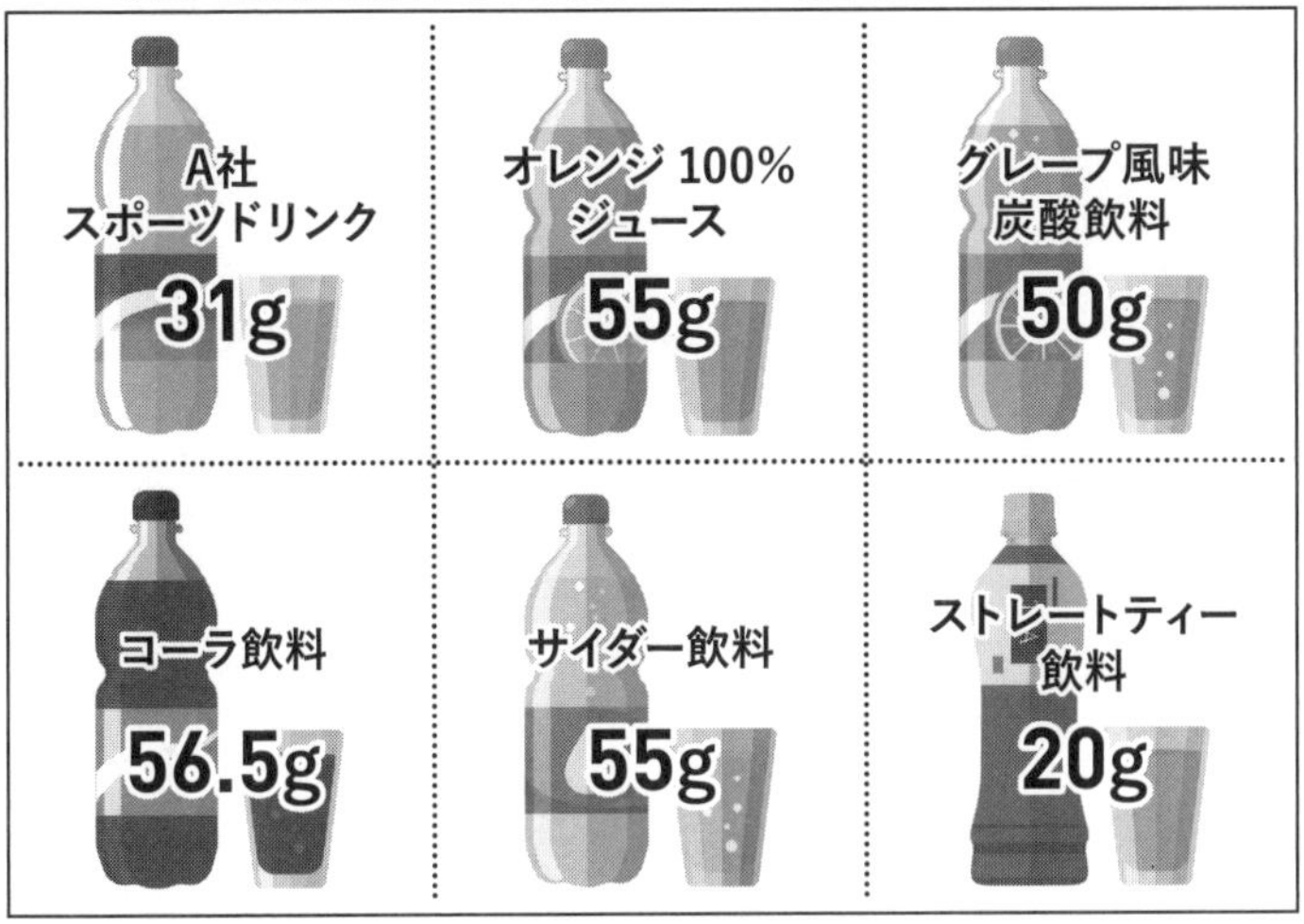
A社
スポーツドリンク
31g
オレンジ100%
ジュース
55g
グレープ風味
炭酸飲料
50g
コーラ飲料
56.5g
サイダー飲料
55g
ストレートティー
飲料
20g

上飲んでいる人は心血管疾患リスクが42％も高かったそうです。

これは観察研究で、因果関係を証明していませんが、高カロリー飲料に含まれる吸収の早い果糖やブドウ糖などの単糖類は、肥満につながり、心血管疾患のリスクを高めると考えられます。

果汁が入っていると健康的なイメージがありますが、実は果糖などが加えられたものが多いので注意が必要です。

米国心臓学会は、単糖類の1日の摂取量を、女性は100キロカロリー以下、男性は150キロカロリー以下に抑えることを推奨しています。コーラのペットボトル（500㎖）のカロリーは約225キロカロリーで、56・5gの糖類が含まれ、角砂糖16個分に相当します。

このような糖は、血中の血糖とインスリンの値を上昇させ、それがさらに食欲を高めるという悪循環に陥りやすくなります。水分を摂るときは、水やお茶、コーヒーなども無糖のものを選ぶように心がけたほうがいいでしょう。

低カロリー甘味料を利用することで、脂肪肝の発症リスクが低下するなどの研究報告もあります。

「食べもの」への注意ばかりに気をとられ、ついつい油断して「飲みもの」によって過剰なカロリーや糖分を摂ってしまっていることは少なくありません。甘いものが飲みたい場合には、できるだけ低カロリー甘味料を使ったものを選ぶのがおすすめです。

第3章

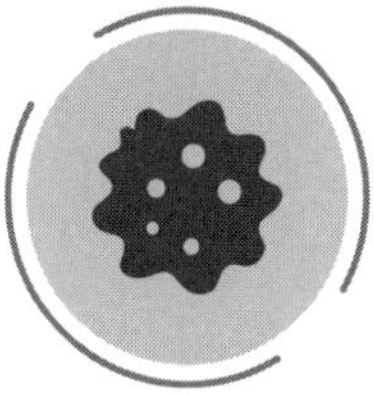

《日本人の死因の第1位》がん

現在、罹患率が男性の2人に1人、女性の3人に1人とされるがんについて知らずにいるのは危険です。

大腸がん

便潜血検査で大腸がんの早期発見はできない

No.035

いまや大腸がんの罹患者数はこの40年で約7倍となっています。**死亡率も男性は第3位、女性は2003年に胃がんを抜いて1位**となり、毎年13万人以上が大腸がんと診断され、5万人以上の人が亡くなっています。

こうした状況を改善するためにも、定期的ながん検診は欠かせません。推奨すべきは**大腸内視鏡検査**ですが、検査当日に向けて多くの準備が必要なこともあり、なかなか受診率が上がらないという状況があります。

その中で**簡易な大腸がん検査方法として活用されているのが、便潜血検査**です。大腸がんの便潜血検査は、便の中に血液が混じっているかどうかで大腸内の腫瘍の有無を判断する方法で、排便後の便を採って検査する簡単なもの。一般的な大腸がん検診の方法として多用されています。

ところがこの便潜血検査、**陰性になったからといって、「がんではない」と信じ込んでしまうのは危険**です。実際に大腸がんに罹患している方が便検査を受けたとき、陽性と出る確率は30~90%程度ともいわれます。便を採る回数や、便のどこを採取するかによって結果が左右され、便潜血検査では見つけることが難しい**「陥凹型大腸がん」**の存在も新たに指摘されています。便の潜血反応は、大腸にできたポリープが排便時にこすれて出血することで起こるわけで、陥凹型の早期がんだと出血しないため見つけられないのです。

大事なのは、便潜血検査をアタマから信用せず、面倒でも定期的な内視鏡検査を行うこと。大腸がんはステージ1で見つかれば、5年生存率は95%と高いがんでもあります。便検査が陰性であっても決して安心せず、異変を感じたら大腸カメラを受けるようにしたいものです。

前立腺がん

前立腺がんが日本の男性に大増加しているワケ

No.036

近年最も増えているがんの一つが、前立腺がんです。もともと前立腺がんは欧米の男性がんの中で非常に多いがんとして知られていました。**日本は欧米諸国の10分の1～20分の1に過ぎないとされていたのが、近年、増加率が顕著ながんとして注目されるようになりました。**２０２０～24年の年平均において、前立腺がん罹患数は約13万６０００人におよび、男性がんの中で最も多い罹患数になると予測されています。

日本の男性が前立腺がんにかかりやすくなっている原因の一つに、食生活の欧米化に伴い、動物性脂肪の摂取量が増えている点が挙げられます。かつて穀

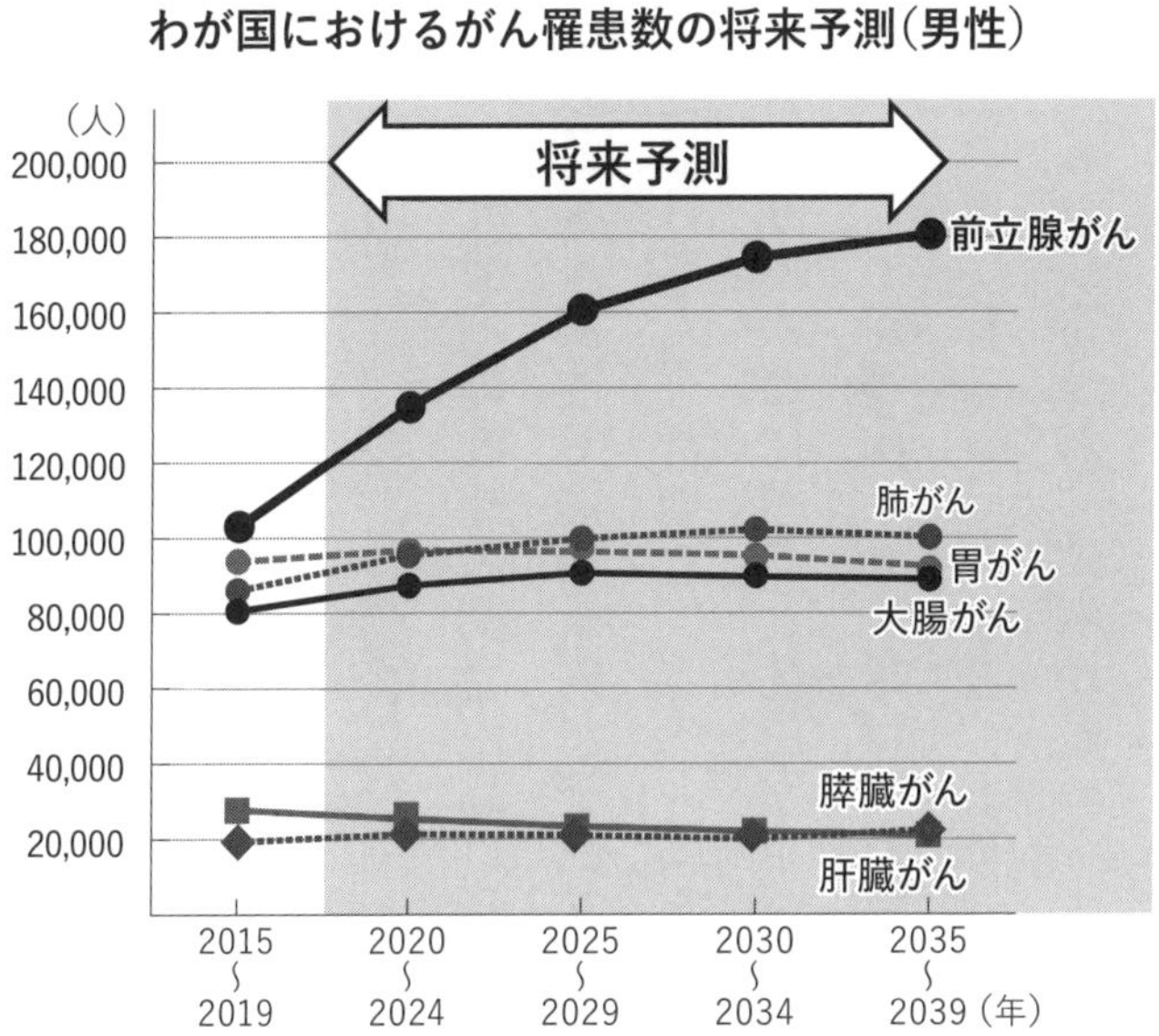

出典:平成28年度科学研究費補助金基盤研究(B)
(一般)日本人におけるがんの原因・寄与度・最新推計と将来予測
国立がん研究センターがん情報サービス「がん登録・統計」

類や豆類などの食生活を中心としていた頃には、日本人には前立腺がんはほとんどみられませんでした。

ただ**前立腺がんは、早期に発見・治療をすれば根治が十分に可能**です。すべてのがんの中で最も生存率が高く、ステージⅣにおける5年生存率も30%を超えています。排尿の際に異変を感じたら速やかに医療機関を受診しましょう。

乳がん

「高濃度乳房」だと検査で乳がんが見つけられない

No.037

女性の方は、「**デンスブレスト**」という言葉を聞いたことがおありかと思います。**乳房内の乳腺の割合が高い状態である「高濃度乳房」のことで、40歳以上の日本人女性では約4割がデンスブレスト**だといわれています。

実は日本人を含めたアジア人にデンスブレストは多いとされています。アジア人は欧米人と比べると乳房が小さく脂肪が少ないため、乳腺が高濃度になりがちなことが理由として挙げられます。

デンスブレストはあくまでも体質であり、病気ではないためそれ自体は何の心配もいりません。にもかかわらず、なぜ近年話題に上ることが増えているかというと、**デンスブレストの場合、乳がん検診のマンモグラフィでがんが見つ**

かりにくい……というリスクが指摘されるようになったからです。

マンモグラフィによる撮影画像は、乳房に脂肪が多いほど全体的に黒く映り、乳腺組織が多いと白く映る性質があります。そのとき、がん細胞であるしこりも白く映るため、乳腺組織が多いと画像から乳がんの組織を見分けるのが難しくなってしまうのです。

高齢になるにつれて乳腺濃度は低くなっていきますが、若い世代や授乳期の女性は乳腺濃度が高いケースが多く、マンモグラフィ検査で乳がんが発見されにくい恐れがあるため注意が必要です。

マンモグラフィで「異常なし」といわれた女性が、超音波検査も併せて行ったところ「陽性」と判定されてしまうことは十分にあり得ます。油断せず、乳がん検査はマンモグラフィと超音波検査を併用して受けることが望ましいといえます。

喉頭・
咽頭がん

「声」を残したまま、のどのがんを治療できる方法

No.038

喉頭がんや咽頭がんの場合、従来は声を出す器官（声門）を含むのどを広範囲に切除する、全摘出術を行うのが一般的でした。けれども、それだと声を出せなくなるという大きなリスクを抱えることになります。

そこで近年では、進行がんであっても抗がん剤と放射線治療を組み合わせることで声を残せる、化学放射線治療を行うことが増えています。

そして今、**声を残したまま喉頭がんや咽頭がんを治療できる新たな方法**が注目されています。**2020年11月に公的医療保険の適用になった「光免疫療法」**です。世界に先駆けて日本で実用化され、手術や放射線、抗がん剤、免疫療法

に続く「第5のがん治療法」としても期待されています。

光免疫療法は文字どおり、光を当ててがん細胞を破壊する治療法です。最初に、がん細胞にくっつく抗体と特定の光に反応する色素を組み合わせた薬剤を投与し、その後レーザー光を照射します。光を当てることで色素が化学反応を起こし、同時にがん細胞を破壊するというものです。

がん細胞だけを狙い撃ちでき、のどを傷つけることなく、つまりは声を失わずにがんを根治できる可能性を秘めた新たな治療法として期待されています。

光免疫療法のイメージ

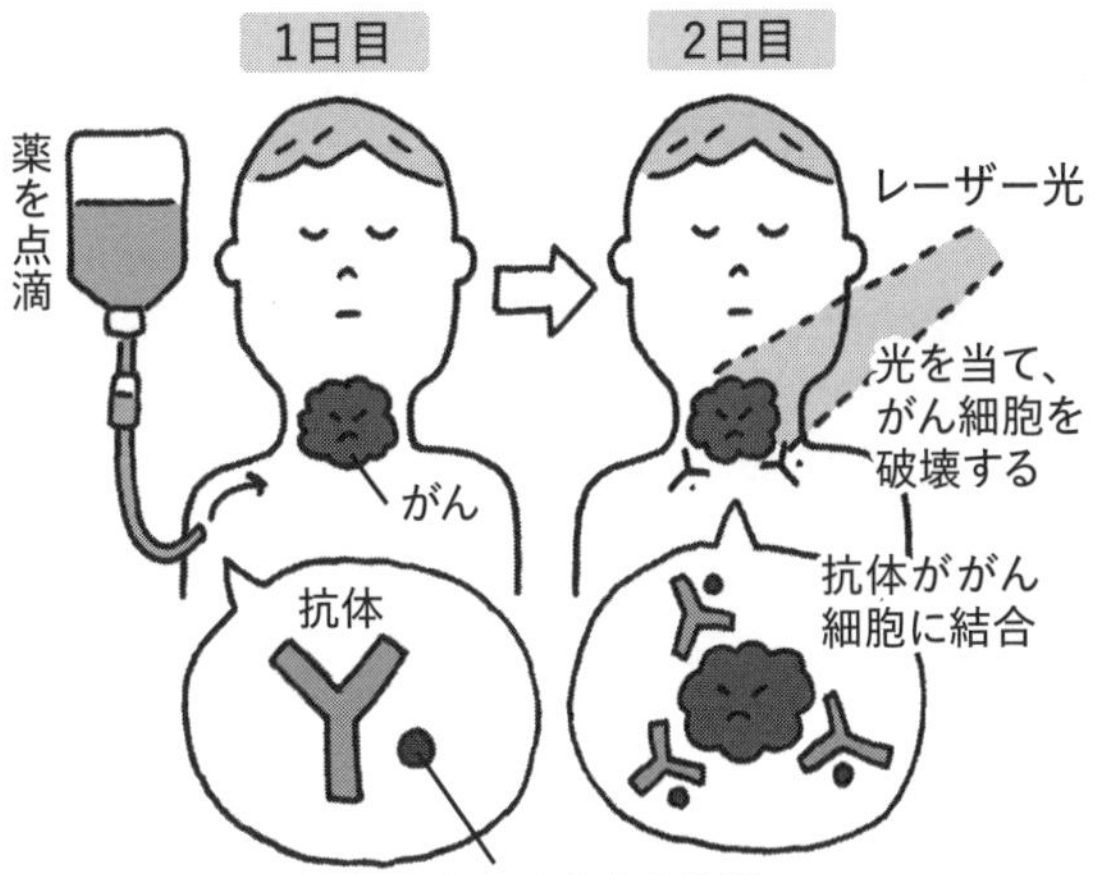

胃がん

聞いたことがある「ピロリ菌」、これこそ胃がんの元凶だった

No.039

1983年にオーストラリアの医師によって発見された、**ヘリコバクター・ピロリ菌**。近年、このピロリ菌が胃炎や胃潰瘍の原因となり、胃がんにも関係していることがわかりました。これを発見した医師たちはノーベル賞を受賞するなど、画期的な発見だったわけです。

ピロリ菌に感染すると、ほぼ全員が数カ月以内に、菌が出す毒素などの働きによって、胃の粘膜が荒れる慢性胃炎の状態になります。**放っておくと、やがて胃の粘膜が萎縮して薄くなる「萎縮性胃炎」になり、一部は胃がんに進行する可能性があるのです。**

つまり、ピロリ菌を持っている方、また以前持っていた方は胃がんのリスク

があるといえます。逆に、ピロリ菌をもともと持っていない方は、ほとんど胃がんになることはありません。また、たとえピロリ菌を持っていることがわかっても、**除菌することによって胃がんのリスクを3分の1程度に減らせる**ことがわかっています。

ですから胃がんを防ぐためにも必要なのは、まずは自身がピロリ菌の保菌者であるか否かを確認することです。

ピロリ菌の検査法にはさまざまなものがありますが、主流なのは「**尿素呼気試験**」と呼ばれるもの。特殊な炭素を含む尿素の錠剤を飲み、前後の呼気を採取して調べる方法です。そのほか内視鏡検査の際に、胃の組織を採取して調べる方法も一般的となっています。

ピロリ菌があることがわかれば、薬の服用によって除菌が可能です。それによって胃の病気になるリスクは大きく軽減することができます。

No.040

肺がん

吸わないあなたを肺がんにする人のはいたタバコの煙が、

喫煙が肺がんの明確なリスクファクターとして位置付けられているのは、皆さんよくご存じでしょう。そして肺がんだけでなく、喫煙は喉頭がんや舌がん、食道がん、咽頭がんなど多くのがんにかかりやすくなることが、すでに明らかになっています。

加えて最近わかってきたことに、欧米人とアジア人とでは、肺がんにおける喫煙のリスクが少し異なる点があります。**欧米人の場合、禁煙者はあまり肺がんにならないのに比べて、アジア人はタバコを吸わない人でも相当数の人が肺がんになっている**ことがわかりました。ただ、もちろん喫煙者に比べるとその割合は圧倒的に低いわけですから、禁煙はいうまでもなく大事です。

そして肺がんリスクの面で留意しなければならない「タバコの害」に、副流煙があります。**タバコの煙には、喫煙者の口の中に生じる「主流煙」と、吐き出された「呼出煙《こしゅつえん》」、そしてタバコから直接立ち上る「副流煙」があります。**

この中で**最も有害物質の発生が多いのが副流煙**で、主流煙よりもニコチンの量が3倍、一酸化炭素は5倍、アンモニアは46倍といわれています。

つまり自分は「タバコなんて大嫌い」という非喫煙者でも、周りの喫煙者が手に持つタバコの煙を吸うだけで、その人の何倍もの有害物質を吸い込んでいることになるわけです。

最近は紙巻きよりも、加熱式のタバコが一般的になりつつあり、有害物質の量は紙巻きよりも少ないとはいえ、まったくゼロではありません。逆に従来のタバコにはなかった有害物質も含まれていることもわかってきましたから、吸い過ぎにはおのずと注意する必要がありそうです。

No.041

皮膚がん

シミやくすみだけじゃない！本当に怖い紫外線

ひとくちに皮膚がんといっても、さまざまな種類があります。皮膚がんのすべてが紫外線（UV）によって起こるわけではありませんが、長年にわたって日光を浴び続けた場所に出る主なものに、「メラノーマ」や「基底細胞がん」「有棘細胞がん」などが挙げられます。

紫外線は、波長の違いによって「UVA」（紫外線A波）、「UVB」（紫外線B波）、「UVC」（紫外線C波）の3種類があります。このうち最も波長の短いUVCはオゾン層で遮断され、地表には届きません。

波長が長いUVAは地表に届く太陽光の約5・8％を占め、UVBは約0・

紫外線はそれぞれ違う性質がある

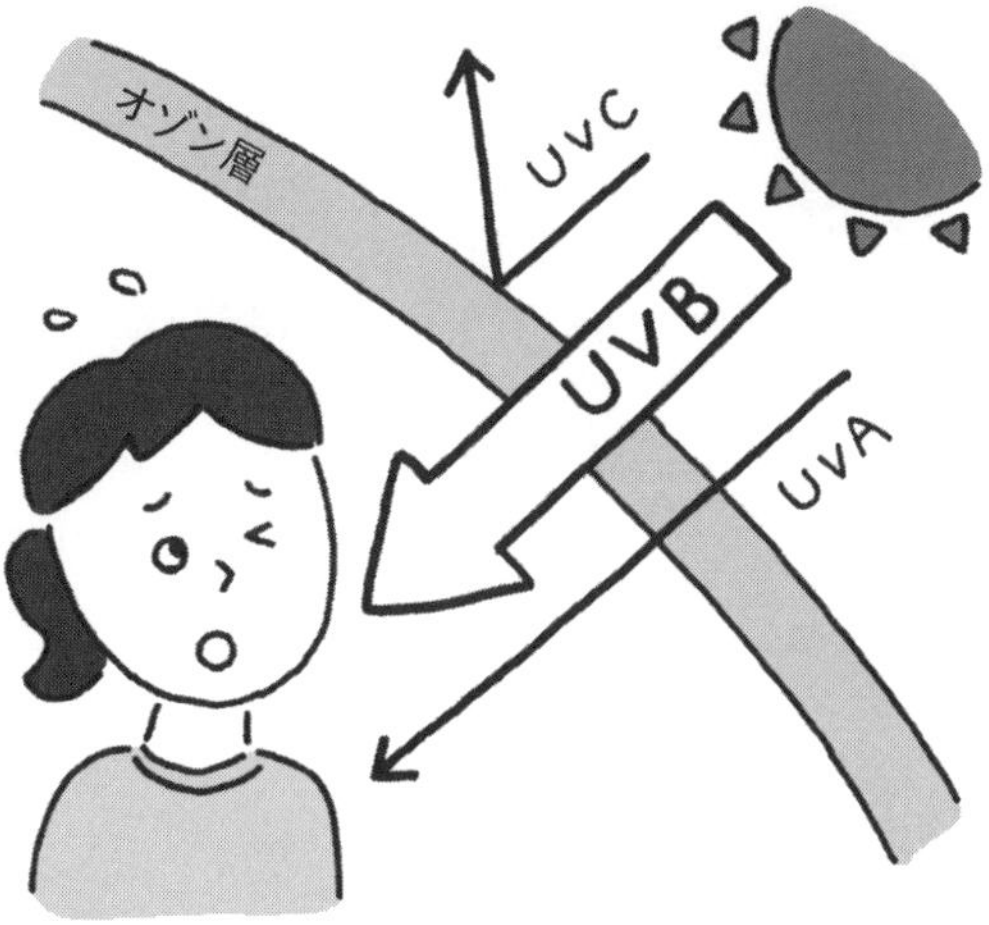

2%とごく少ないものの、UVAよりもエネルギーが強く、肌表面の細胞を傷つけたり、炎症を起こす原因になります。その結果、**シミやくすみが生じるほか、DNAの損傷や皮膚がんへのリスクを増大させる可能性があります。**

長時間日に当たって肌が真っ赤に焼けたり、水膨れができる主な原因となるのはUVBで、日傘を使うなどで極力当たらないように心がけることが必要です。

UVAは5〜6月頃に最も強くなり、UVBはオゾン層による吸収が少ない7〜8月に多く降り注ぐとされています。

No.042

子宮がん

子宮頸がんの原因の95％以上はウイルス感染によるものだった

子宮頸がんは、子宮頸部と呼ばれる子宮の入り口部分にできるがんです。日本では毎年約1万1000人の女性が子宮頸がんと診断され、約16％が20～30代と、若い世代の罹患者が多いのが特徴です。

子宮頸がんの発症は、95％以上がヒトパピローマウイルス（HPV human papilloma virus）というウイルス感染が原因であることが明らかになっていて、主には性的接触によって感染します。

性交渉の経験がある女性のうち、50％～80％はHPVに感染しているとされますが、もちろんすべてが子宮頸がんになるわけではありません。HPVに感染した90％以上の人は、ウイルスは2年以内に自然に排除されます。それ以外の人のうち、**数年から数十年にわたって感染していた女性が、子宮頸がんになる可能性を持っている**とされます。

子宮頸がんの予防には、「**HPVワクチン」の接種が推奨**されています。ただ子宮頸がんはHPVに感染した後、発症するまでに数年から数十年かかるため、HPVの感染自体を予防する効果は認められていたものの、同ワクチンによる子宮頸がんの予防効果を示す研究結果はこれまで報告されていませんでした。

そうした中で、子宮頸がんの発症リスクが下がることを初めて証明したスウェーデンの論文が、2020年に米国の『New England Journal of Medicine』誌に発表されました。ワクチンを接種していなかった群に比べ、ワクチンを接種していた群では、30歳までの子宮頸がん発症リスクが63%低いという結果が示されたのです。さまざまな事情からHPVワクチンの接種率が極めて低いという日本の状況が、今後変わっていくことが期待されるところです。

No.043

肝臓がん

コレステロール降下剤で肝臓がんが予防できる？

スタチン系薬は血中コレステロールを下げる薬として、1980年以降、脂質異常症の治療に広く使われてきました。肝臓におけるコレステロール合成を抑え、主に血液中のLDLコレステロール（悪玉コレステロール）を低下させ、動脈硬化などを予防する薬として身近な存在だったものです。

それが近年、**肝臓がんにも効果を発揮する可能性があることが、多くの論文で報告されるようになっています。**

もともとスタチンには体の炎症を抑えたり、肝臓が硬くなる原因である繊維化を抑えたりと、肝臓に良い作用も多くあることがわかっていました。

それが2023年6月、ドイツの研究者が発表した論文で、スタチン服用者は非服用者に比べ、肝疾患発症リスクが15%低く、肝細胞がん発症リスクについては最大74%低かったという結果が示されたのです（『JAMA Network Open』誌6月26日号）。

つまり、これまで身近な薬の一つだった**コレステロール降下剤の服用が、肝臓がんの予防にもつながる可能性が示唆されたた**ということです。

肝臓がんは日本人のがん死亡数でトップ5に入る重大な病気です。肝炎ウイルスの感染が主な原因とされていますが、最近は生活習慣の乱れから脂肪肝やアルコール性肝炎になり、肝臓がんに進行するケースも増えています。

その意味ではコレステロールを下げるために、降下剤に頼らざるを得ない状況になる前に、それを必要としない健康的な生活習慣を身に付けることが先決といえるでしょう。

すい臓がん

最新技術で発見！「ステージ0」のすい臓がん

No.044

さまざまながんの中でも、**とくに5年生存率の低さが顕著なのが、すい臓がんです**。がん全体の5年生存率が平均64％まで向上している中で、すい臓がんはわずか8・5％しかないというから低さは突出しています。

ではどうして、すい臓がんはこれほど難しい病気なのでしょうか。その大きな理由として、早期発見が非常に難しいことが挙げられます。

初期の症状がほとんどないことに加え、すい臓は形状も小さく、検査のしにくい位置にあることも理由の一つ。腹部超音波検査でも、すい臓の全体を観察するのが難しい場合が多いのです。

そしてすい臓がんは、ステージⅠの段階であっても、すでに他の臓器への転移を起こしているケースが少なくありません。すい臓の周りには動脈やリンパ節が発達していて、肝臓や肺や腹膜に転移や浸潤がしやすく、動脈にがんが浸潤することもあるのです。

そのためすい臓がんは、**がん細胞がすい管の粘膜（上皮）にとどまっている状態、いわば「ステージ0」の段階で診断をつけ、早期の治療を施すことが非常に重要**といえます。

従来、すい臓がんの診断には、ＣＴやＭＲＩなどの画像検査が用いられるのが一般的でしたが、画像上でがんが確認できるのは、ＣＴで2㎝から、ＭＲＩでも1㎝からとされています。

それが近年、がんの専門病院や拠点病院などでは、ＣＴやＭＲＩよりも小さながんを確認できる超音波内視鏡（ＥＵＳ）による検査が普及し始め、1㎝以下のすい臓がんを見つけられるようになっています。ただそれでも、ステージ0期のすい臓がんを画像上で見つけることは難しいものでした。

そうした中で、**すい臓がんの新しい早期診断法として期待されている一つが、「血液中のマイクロRNA（リボ核酸）」という分子を解析するバイオマーカー検査です。**

マイクロRNAとは、血液、唾液、尿などの体液に分泌される遺伝子の一種。かかった病気に由来して量が特異的に変化するため、血液を採取してすい臓がんに由来したマイクロRNAの量を測定することで、すい臓がんを発見できるというものです。**画像検査では検出するのが難しい「ステージ0」レベルの超早期すい臓がんの発見にも有用**とされています。

ただし、血中マイクロRNA検査はいまだ研究段階であり、現時点では診断の補助的な役割として利用されています。今後の進展が期待されるところです。

第4章

《超高齢社会を生きるために》

老化・認知症

人生100年時代、健康寿命が重視されています。老化に向けてあなたはどれだけ対策できていますか？

高齢者の食事

高齢者になれば好きなものを好きなだけ食べてよし

No.045

年齢を重ねても健康を保ち、長生きをするためには、どんな食生活が望ましいでしょうか。**高齢者の食事法として最近注目されているのが、カロリーとタンパク質を積極的に摂ること**です。

肥満は生活習慣病のリスクを高め、関節にも負担をかけるなど健康に良くないことが知られています。ただ**高齢期になると、食事量が減り食事内容が偏ることで「低栄養状態」に陥りやすくなります。**

厚生労働省の調査によると、全国の訪問看護を利用している高齢者のうち、ＢＭＩ18・5以下の「低体重」に該当する人が60％にも上り、ＢＭＩ16未満の

「重度のやせ」の人が28％もいたそうです。

低栄養になると、筋肉が分解されてエネルギーとして使われるため筋肉量が減り、身体機能が低下した**「フレイル」**という状態になります。低栄養状態では、骨をつくるカルシウムも不足して骨折しやすくなったり、飲み込む力が弱くなって誤嚥性肺炎を起こしやすくなったりもします。

低栄養を防ぐ方法はただ一つ、「しっかり食べること」です。高齢になってからは健康管理のやり方を切り替え、塩分やカロリーを気にしすぎず、好きなものを好きなだけ食べたほうが健康的です。

とくに肉や魚、卵、大豆などのタンパク質が大切です。おかゆを食べるよりは、アイスクリームや卵料理などを食べたほうがいいでしょう。

No.046

認知症予防薬

認知症の根本的治療薬が日本でもいよいよ承認される

認知症患者全体の60～70％を占めるアルツハイマー型認知症。これまで神経細胞に作用するなどして症状の悪化を遅らせるものはありましたが、根本的な治療薬はなく、新たな薬の登場に期待が高まっています。

２０２３年１月、米国食品医薬品局（ＦＤＡ）は**アルツハイマー病治療薬「レカネマブ」を承認しました。**これは日本の製薬大手エーザイが、アメリカの製薬会社と共同で開発を進めてきた薬です。脳に蓄積して発症の引き金となるアミロイドβが固まる前の段階で、人工的に作った抗体を結合させて取り除こうとするもので、神経細胞が壊れるのを防ぎ、病気の進行そのものを抑える効果が期待されています。

早期のアルツハイマー型認知症患者を対象に行われた臨床試験では、18カ月間のレカネマブ投与によって脳内のアミロイドβの蓄積量が減少し、認知機能評価のものさしの一つであるCDR－SBで、悪化抑制が認められたのです。

ただし、いったん壊れてしまった神経細胞は再生できないため、発症する前の軽度認知障害（MCI）の段階や、発症後でも早期に使用することが重要とされ、治療対象はその段階の人になります。

日本国内でもすでに審査の段階にあり、早ければ2023年秋にも承認される見通しで、年内には処方されるようになるかもしれません。**適切なタイミングで使えば、患者の生活の質、全体を向上させられる可能性がある**でしょう。

国内では投与に必要な専門医の診断ができる施設がまだ少なく、非常に高額な費用が国の医療保険財政を圧迫する恐れもあるなど問題は残っていますが、大きな前進となったことは確かです。

アルツハイマー

既存の睡眠薬で認知症が予防できることがわかった

No.047

２０２３年３月、不眠症の治療に使われているスボレキサント（ベルソムラ）という薬が、**アルツハイマー型認知症の予防に有用である可能性を示す臨床試験結果をまとめた論文がアメリカで発表されました。**

この薬は脳の覚醒を維持するのに重要なオレキシンという脳内物質の働きを抑える作用を持っています。オレキシンには認知症を進行させる作用のあることが動物実験などで報告されており、これをターゲットとした認知症治療薬の開発が進められているのです。

認知症の中でも最も多いアルツハイマー型認知症では、アミロイドβと呼ばれるタンパク質が脳内に蓄積し、しばらくしてタウという別のタンパク質がリン酸化という変化を起こし、神経細胞が死ぬことで記憶力の低下などが起こると考えられています。したがって、**アミロイドβとタウという2種類のタンパク質の蓄積を防ぐことで、認知症を予防できる可能性がある**というわけです。

ワシントン大学セントルイス睡眠医学センターで実施された研究では、認知障害のない45~65歳の38人をランダムに、スボレキサント10㎎を投与するグループ、同20㎎を投与するグループ、プラセボを投与するグループの3つに分けました。そして、スボレキサントまたはプラセボを投与し、2時間ごとに少量の脳脊髄液を採取し、36時間後までのアミロイドβとタウのリン酸化レベルの変化を測定しました。その結果、就寝前にスボレキサントを服用した参加者はアミロイドβの濃度とタウのリン酸化が抑制されたことが示されたのです。

ただし、今回の研究は内服後、1日半以内の変化であり、長期的な認知症の進行予防につながるかは不明です。今後の研究に期待したいところです。

認知症の原因

No.048

脳を元気な状態に保つためのメカニズム

前述したように、「**タウ**」**は脳に蓄積して、神経細胞の死を招き、認知症の原因となるタンパク質です**。タウを脳内から効率良く除去し、過剰な蓄積を防ぐことができれば、認知症の治療や発症予防も可能になると考えられてきましたが、脳からタウが除去されるメカニズムは十分にわかっていませんでした。

東京大学大学院医学系研究科の石田研究員らの研究グループは慶應義塾大学医学部との共同研究で、脳の細胞外での体液の流れに着目しました。研究チームはマウスを用いた実験で、脳内の老廃物を除去するグリアリンパ系（グリンパティックシステム）の仕組みによって、タウタンパク質が脳内から脳脊髄液に移動し、その後、頚部のリンパ節を通って脳の外へ除去されていること、またこの過程にアクアポリン4というタンパク質が関与していることを明らかにしました。さらにアクアポリン4を欠損し、脳からのタウの除去が低下しているマウスでは、神経細胞内のタウ蓄積が増加し、神経細胞死も助長され脳が顕著に萎縮することがわかりました。

この研究で、**アルツハイマー型認知症をはじめとするさまざまな認知症性疾患の原因となるタウが、脳から除去されるメカニズムが初めて明らかになりました。**タウの除去機構を促進することができれば、タウの蓄積や神経細胞死を防止し、**さまざまな認知症の予防や治療法の開発につながることが期待されます。**

タウタンパク質が脳から除去されるしくみ

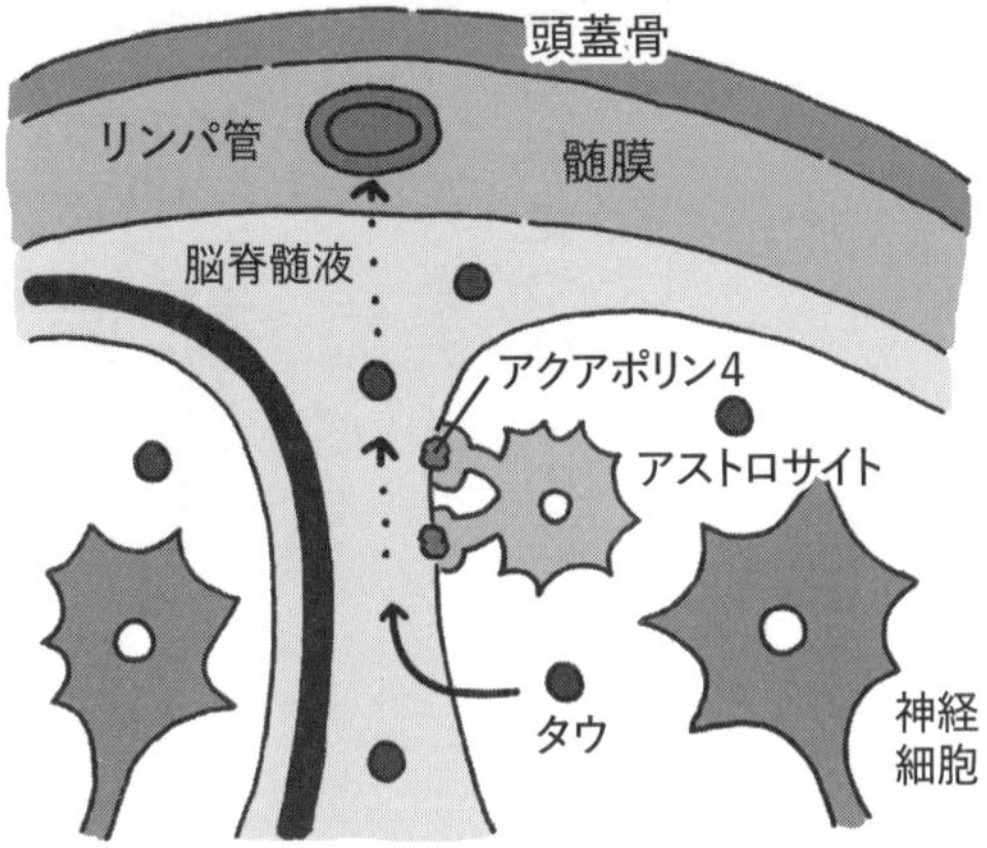

認知症の原因

No.049

歯周病、睡眠不足、カビが認知症を引き寄せる？

認知症になる原因ははっきりしていませんが、**近年では歯周病、睡眠不足、カビとの関係についての研究報告**が多数なされており、注目を集めています。それぞれ少し詳しく見てみましょう。

●歯周病

歯周病だと深くなる歯周ポケット保有者の割合は、年齢が増すにつれて高くなり45歳以上では過半数を占めます。近年の研究により、歯周病菌がアルツハイマー型認知症の原因となるタンパク質のアミロイドβが脳へ蓄積する速度を速めることがわかりました。また成人が歯を失う原因として最も多いのが歯周病で、失った歯の数が多いほど認知症になりやすいこともわかっています。

●睡眠不足

睡眠不足はさまざまな病気の発症率を高めるといわれ、認知症の発症リスクにも関わっていると考えられています。イギリスの研究では、6時間以下の睡眠は認知症のリスクを30％高めることがわかりました。睡眠が脳内のアミロイドβを掃除するために重要な役割を果たしており、睡眠不足になると掃除しきれなくなるためだと考えられています。

●カビ

自宅の浴室、洗面所、キッチン、エアコン、加湿器などにカビが発生していないでしょうか？「クリプトコッカス」と呼ばれるカビを吸い込むと、脳で増殖し、マイコトキシンという毒素を発生させます。この毒素が脳でアミロイドβを作り続け、アルツハイマー型認知症のリスクが高まってしまうとか。カビが発生しやすい場所は定期的にチェックして、お手入れをしましょう。

レビー小体型認知症

昼間に異常な眠気に襲われる……疑うべき病気とは？

No.050

高齢になると、体力の低下や体内時計の乱れなどによって、睡眠時間が長くなり、寝てばかりになる人も少なくありません。寝てばかりになる原因として、認知症の影響である可能性も考えられます。アルツハイマー型認知症の症状の一つに睡眠障害があり、初期では不眠、進行すると過眠が多くなる傾向があります。また、昼夜逆転している場合もあり、家屋や周囲の人から見ると、「昼間に寝てばかりいて大丈夫だろうか」と心配になるかもしれません。

認知症の一種である**レビー小体型認知症は、日本ではアルツハイマー型認知症に次いで二番目に多い認知症で、男性に多くみられ、女性の約2倍**といわれています。その原因は、脳内に異常タンパク質である「レビー小体」が蓄積することとされています。**レビー小体型認知症は、認知機能の低下、ないものが見える幻視、運動機能の障害などさまざまな症状を引き起こし**、その症状には波がありますが、**日中に異常な眠気が起こることも特徴**です。

原因や理由ははっきりしていませんが、神経伝達物質の不調が過度に眠る原因の一つといわれています。また、病状が進行することで自身の能力の低下や周囲への迷惑を感じることがあり、このような精神的な負担が高まって不安や抑うつ症状が強くなると、一時的に安心感を得るために過眠症状が出てしまう可能性もあります。不安やストレスが原因の過眠は、心身をリセットするための自然な反応であるとも考えられます。一方で、運動機能の低下や筋肉の硬直により活動的になれず、寝たきり状態に陥ってしまうこともあります。

レビー小体型認知症そのものを治す治療はありませんが、症状に対する薬を使用したり、転倒を防ぐためのリハビリを行ったりします。

前頭側頭型
認知症

人格変化を起こしてしまう危険な認知症がある

No.051

前頭側頭型認知症は、脳の前頭葉や側頭葉前方の萎縮が原因で起こる認知症の一つです。タウタンパク質が神経細胞内に蓄積し、そのような変化が起こると考えられていますが、詳細な発症メカニズムはよくわかっていません。

このタイプの認知症は、アルツハイマー型認知症などに比べて割合は少ないものの、認知症の約5％を占め、現在、日本には1万2000人程度の患者さんがいると推定されています。65歳未満で発症する若年性認知症の比率の多いことも特徴です。なかでも、脳の神経細胞にタンパク質が変性したピック球と呼ばれる神経細胞の一種が発見された症例を「ピック病」といいます。

前頭側頭型認知症は厚生労働省から指定難病に認定されており、特有のさまざまな症状が現れます。**初期のうちはもの忘れよりも人格変化や行動の異常といった症状が目立つため、認知症だとは気づかれにくいことが多いです。**たとえば、「失礼な発言や暴力的な行動をする」「万引きや信号無視などを繰り返す」「毎日同じところへ出かけたり、同じものを食べ続けたりする」「身だしなみに気をつかわなくなる」といったことがよくみられます。症状が進行すると、徐々に人格変化や異常行動は弱まり、無気力・無関心になります。

経過には個人差があり、手足の震えや筋肉のこわばり、呼吸筋の麻痺、誤嚥性肺炎など命に関わるような症状が現れる人もいれば、そのような症状をまったく伴わない人もいます。**有効な治療法はわかっておらず、家族や周囲のケアなどの対処療法が中心となります。**行動障害の発症を抑えるために、抗うつ薬などが処方されることもあります。トラブルを防ぐため、できるだけ患者が過ごしやすい環境を整えることも大切です。

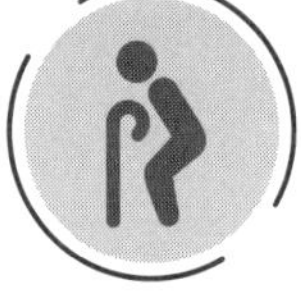

硬膜外血腫

高齢者に多い脳血腫は発症までの時間が長いから危険

No.052

　慢性硬膜外血腫は、「よろめいて壁に頭をぶつけた」「うっかり尻もちをついた」といった軽い頭部のけがが原因で、脳と頭蓋骨を覆っている硬い膜との間に血液が少しずつ溜まってしまう病気です。**ちょっとした衝撃でも脳が揺さぶられ、脳と硬膜をつなぐ静脈が振動で裂けて、出血することがある**のです。

　血腫が小さいうちは無症状ですが、２週間から１～２カ月かけて血腫が徐々に大きくなり脳を圧迫するようになってくると症状が出てきます。発症まで時間がかかるため、頭をぶつけたことを忘れている場合も珍しくありません。

　一般的には60歳以上の高齢者に多く、お酒をよく飲む人、血液をサラサラにする薬を飲んでいる人も注意が必要です。慢性硬膜下血腫で見られる症状は、頭痛や手足のしびれ、しゃべりづらさ、歩行障害、もの忘れ、ぼんやりする、トイレの失敗などで、認知症とよく似た症状が多くみられます。心配なときは、脳神経外科で診察を受けましょう。頭部CT検査で簡単に診断できます。

慢性硬膜下血腫と診断されたら、手術によって脳は正常な状態に戻ります。血腫の量が少なく緊急性がなければ、経過観察ということもあります。手術の方法は、頭に親指くらいの穴をあけて細い管を挿入し、溜まった血液を除去するものです。局所麻酔での手術なので、高齢の方でも可能です。**手術後は意識障害が速やかに改善することから「治療できる認知症」**ともいわれています。

脳と頭蓋骨の間にはいくつかの膜がある

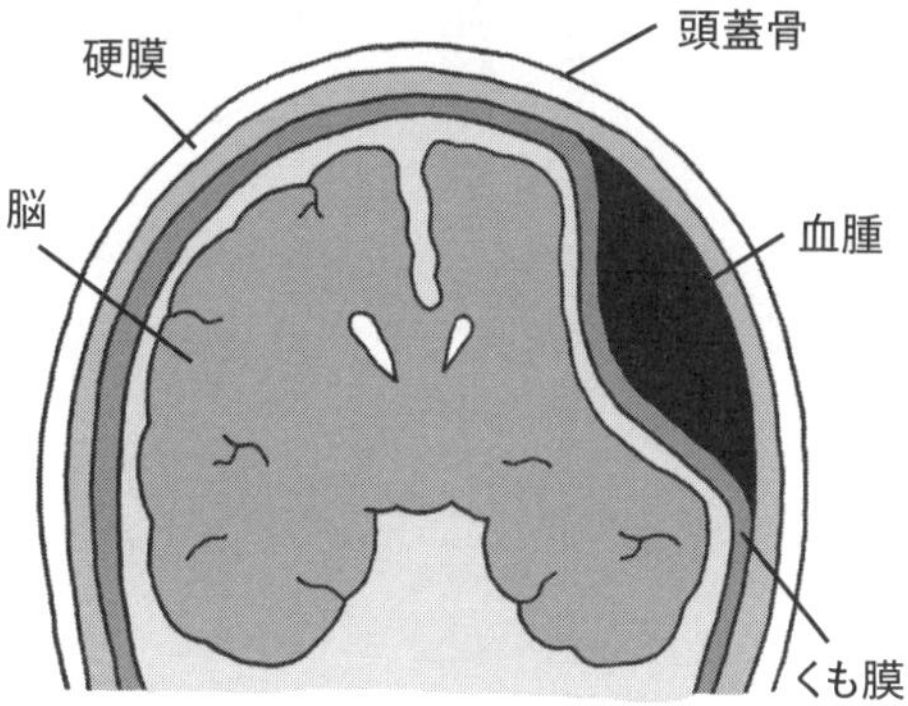

認知症と似た病気

認知症と間違えやすい!?早合点が危険な脳の病気

No.053

特発性正常圧水頭症は高齢者に多く発症し、生活の質を大きく下げる病気です。**脳を保護する脳脊髄液の流れが何らかの原因で滞り、過剰に溜まって起こるもの**で、主に「歩行障害」「認知障害」「排尿障害」の3つの症状が現れます。

初期から9割以上の患者さんに現れるのが歩行障害で、歩幅が狭くガニ股で不安定な歩き方になります。次に多く8割以上の患者さんにみられるのが認知障害で、もの忘れや意欲の低下など軽度の認知症に似た症状が起こります。頻尿や失禁などの排尿障害も7割以上の患者さんにみられます。

これらの症状は数カ月〜年単位でゆっくり進行するため、**症状が現れても加齢によるものだと思い込み、病院に足を運ばない患者さんが少なくありません。**

そのため、適切な治療を受けられる患者さんは、全体の1割にも満たないという報告もあります。

診断はCTやMRIなどの画像診断で疑いが濃厚な場合、タップテスト（腰椎に針を刺して脳脊髄液を30㎖程度抜く検査）を行います。採取後、2〜3日で歩行などの動きが良くなれば水頭症と診断されます。手術は脳室にカテーテルを通し、溜まった髄液を腹腔まで流して吸収させるものです。術後、歩行障害は早期に、認知症のような症状も1年ほどで改善する人が多いようです。

受診する診療科は神経内科や脳神経外科になりますが、**この病気自体があまり知られておらず、専門医でも診断を間違えるケースがある**とか。2020年には医師向けに診療ガイドラインの改訂版もリリースされましたが、専門医でも診断を間違えやすい病気です。医療従事者の理解が深まり、一人でも多くの患者さんが的確な診断を受けられることが期待されます。

記憶と認知症

記憶には、忘れやすいものと忘れにくいものがある

No.054

認知症になったら、何もわからなくなってしまうと思っていませんか？

認知症が進行していくにつれ、できることが減っていくとはいえ、**初期のうちは人格や態度が大きく変わることはなく、生活の質も保たれています。**

記憶にはいろいろな種類があり、認知症の人にも忘れやすいことと忘れにくいことがあります。たとえば、家族で温泉旅行をした、公園で花見をしたなど、個人が過去に経験した出来事に関する「**エピソード記憶**」。言葉の意味、動物や植物の名前など、勉強したり本から得たりした「**意味記憶**」。自転車に乗る、泳ぐ、楽器を演奏するなど、練習して体で覚えた動作は「**手続き記憶**」です。

また、何らかの情報を記憶した時点から思い出すまでの長さによって、相手

の言ったことをそのままオウム返しするような「**即時記憶**」、朝食に食べたものや昨日の天気など数分から数日程度の「**近時記憶**」、卒業した母校の名前など年単位の時間が経過した「**遠隔記憶**」に分けることができます。

アルツハイマー型認知症では、新しい記憶を蓄えるのに重要な脳の海馬が障害されるため、近時記憶から忘れていきます。即時記憶や遠隔記憶の障害も起こりますが、より新しい記憶から忘れ、古い記憶は長い間残ります。

記憶内容からみると、まずエピソード記憶の障害が現れ、次第に意味記憶や手続き記憶も障害されますが、ある程度、病気が進行するまで比較的保たれます。また、**最近の出来事でも楽しかったこと、嫌だったことなど感情を伴う記憶は残りやすいといえます。認知症の人は日常生活の中でも、うれしい、楽しい、悲しい、さみしいといった感情は持ち続けていますから、**ケアをするときはなるべくプラスの感情を伴う記憶が残るよう心がけたいものです。

認知症のリスク

No.055

筋トレに励むのは将来の認知症予防のカギ

中年期に握力が低かった人ほど、後に認知機能に問題が生じるリスクが高いといわれていることをご存じでしょうか？

米カリフォルニア大学サンフランシスコ校の研究者らは、中高年の男女を対象に、握力と、その後の認知症発症、認知機能の低下との関係を調べ、頭部MRI検査で観察された脳の変化との関係も検討しました。筋力の中でも握力は、握力計があれば簡単に測定でき、全身の健康状態を表すことを示した研究結果が報告されているため、筋力の指標として信頼できるといえるのです。

認知機能が正常な39～73歳の男女約19万人を対象とし、中央値で11・7年追跡した結果、握力が低いことは認知症の発症と有意に関係していました。具体的には、認知症になっていたのです。**握力が5kg低下するごとにアルツハイマー型認知症の発症リスクは男性で1・11倍、女性で1・13倍、血管性認知症のリスクは男性1・23倍、女性1・20倍**にもなります。

続いて、脳の構造と握力の関係について検討するため、頭部MRI検査を受けていた3万8643人を対象に分析しました。すると、握力と全脳容積および海馬の容積の間には有意な関係は見られませんでした。しかし、認知機能障害との関係が示されている大脳の白質病変の容積は、握力が5kg低下するごとに、男性で92・22㎣、女性では83・56㎣大きくなっていました。

この結果から、中年期からの男女ともに、握力に代表される筋力が高い人のほうが後に認知機能に問題が生じるリスクが低いことがわかりました。つまり、**中年期から筋力トレーニングに取り組むことで、将来の認知機能の維持に役立つ可能性が示された**といえます。

頻尿

緊張や不安で起こる心因性の頻尿が増えている？

No.056

　高齢になると、トイレの回数が多くなる人が増えます。一般的に、**朝起きてから就寝までの排尿回数が8回以上だと「頻尿」、夜寝ている間に1回以上トイレに起きることを「夜間頻尿」**といいます。ただし個人差があり、一概に回数では判断できず、本人が排尿回数の多さを問題と感じるかどうかでしょう。治療の対象となるのは、日常生活に支障をきたしているような場合です。

　頻尿の原因はさまざまですが、過活動膀胱、残尿、多尿、尿路感染・炎症、腫瘍などに分けられます。男性の場合は前立腺肥大症が原因となっているケースもあります。**膀胱や尿道に原因となる病気がなく、心理的な緊張や不安によって起こるものが「心因性頻尿」**です。

心因性頻尿は、精神的なストレスや緊張、不安障害やうつなどが原因で起こりやすいといわれています。「もしトイレに間に合わなかったらどうしよう?」という**不安な心理の影響で、膀胱が収縮しやすくなり、何度もトイレに行きたくなってしまい、頻尿を引き起こしてしまう**のです。とくに、乗り物での移動中、映画館に行ったときなど、すぐにトイレに行けない場所では不安になり、自分で日常生活の行動を制限してしまうことが少なくありません。

頻尿を改善するためには、生活習慣や環境の見直しを行うことも重要です。カフェインを含むコーヒーやお茶には利尿作用があるので、過剰摂取を控えます。なかなかトイレに行けない状況のときは、よりトイレを意識してしまうことがあります。トイレに行きやすい環境を作り、外出する場合もトイレの場所を確認しておくと安心できます。そのほか、お腹を圧迫しないこと、冷やさないことなども大事です。

脱毛の悩み

薄毛は老化のせい？服薬で治せる脱毛症

No.057

年齢とともに毛髪の量は少なくなり、抜け毛が増えたり、ハリやコシ、ボリューム感がなくなったりすることは、誰にでも起こり得る老化現象の一つです。

加齢以外にもシャンプーや整髪料の刺激、生活習慣の乱れ、頭皮の乾燥や皮脂過剰など薄毛の原因はいくつもあります。しかし、最近では、**加齢による薄毛もほとんどはＡＧＡ（男性型脱毛症）やＦＡＧＡ（女性型脱毛症）であると**わかってきました。早い人は20代前半で発症し、20〜69歳の日本人男性のうち約３人に１人がＡＧＡに悩んでいるとの報告もあります。

ＡＧＡの発症に関与しているのは、男性ホルモンと遺伝的要素です。男性ホルモンの一つであるテストステロンと5αリダクターゼという酵素がくっつくと、より強力なＤＨＴ（ジヒドロテストステロン）という男性ホルモンが作られます。これが毛乳頭細胞に存在する男性ホルモン受容体と結合することで、ヘアサイクル（毛周期）を乱してしまうのです。すると、**通常は2～6年の成長期が短くなり、十分に育たないうちに抜けたり、細く短い髪が多くなったりして、全体的に薄毛が目立つように**なります。

ＡＧＡの治療法は確立されてきており、内服薬による治療などで多くの人が改善するそうです。**髪の健康には、十分な睡眠やバランスのいい食事が欠かせず、ストレスや紫外線は大敵。**気になる人は、生活習慣も見直しましょう。

ヘアサイクルが乱れて短くなると、薄毛につながる

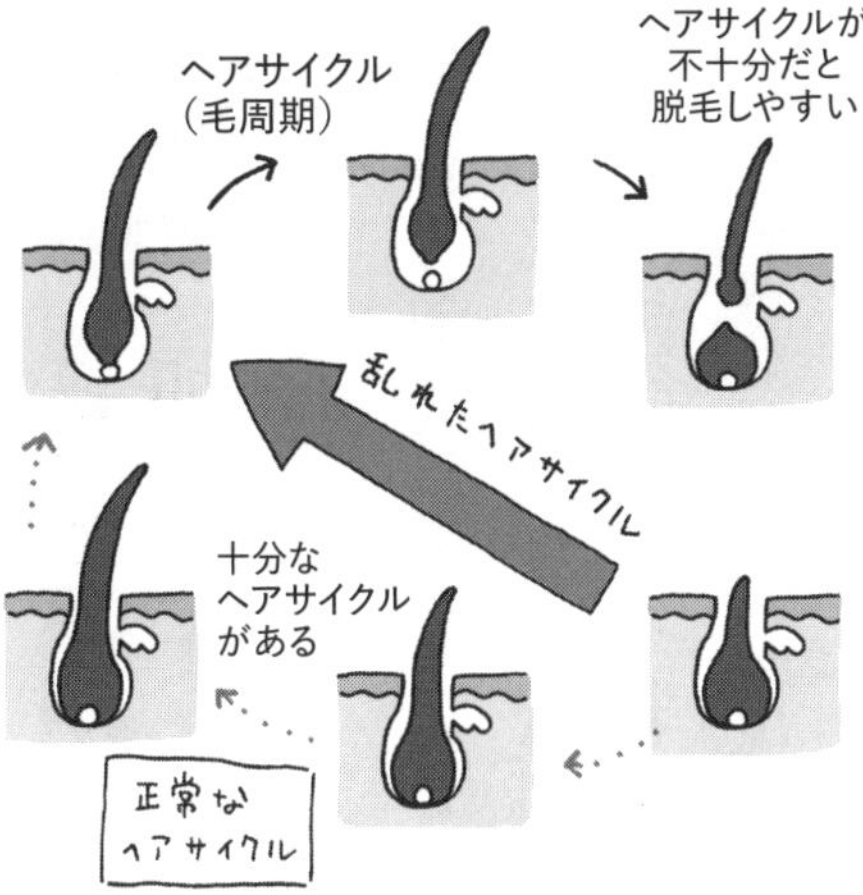

No.058

耳鳴り

「原因不明の耳鳴り」の多くは加齢による難聴

国内で３００万人以上が悩んでいるともいわれる耳鳴りは、長い間原因不明の病気とされてきました。耳鼻咽喉科を受診しても「なるべく気にしないように」「うまく付き合っていきましょう」などといわれるだけでした。ところが近年、研究が進み、発生・悪化する仕組みがわかってきたのです。そのおかげで、新たな治療法が開発され、多くの人が改善するようになりました。

耳鳴りで圧倒的に多いのが加齢によるものです。聴力は20代から低下が始まりますが、難聴を自覚するのは50代以降です。65～74歳では３人に１人、75歳以上では約半数が難聴になっているといわれます。

耳鳴りが発生する原因

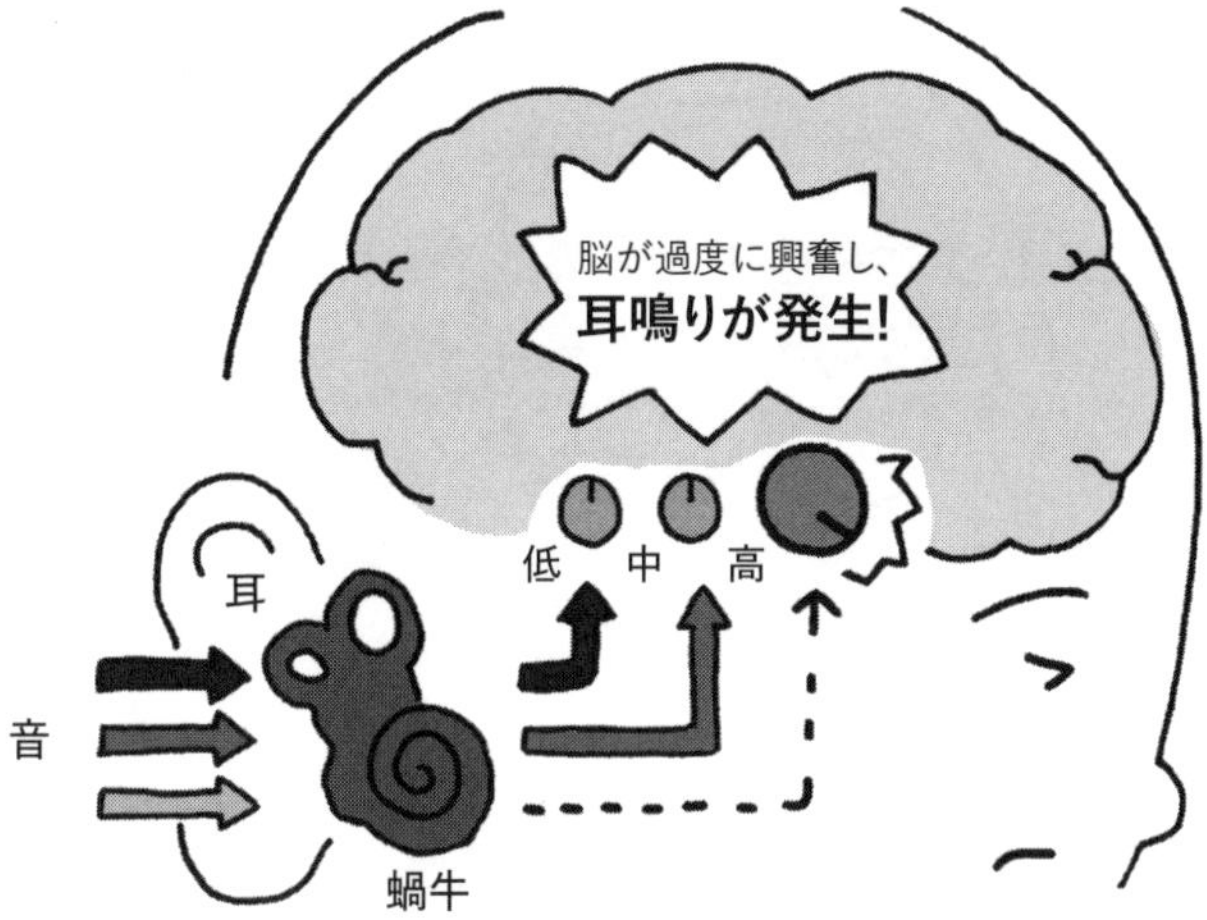

加齢性難聴では、主に高音域の音が聞こえにくくなり、脳が補おうとして活動を高めるために、脳が過度に興奮した状態になります。**金属音や電子音のように高音の「キーン」「ピー」といった耳鳴りが聞こえるよう**になるのです。

耳鳴りの正体は、実際の音ではなく脳の過剰な反応です。耳鳴りが聞こえると、その音に「注意の脳」が注意を向けさせます。しか

高音域が聞こえなくなっている難聴で補聴器をつけたとき

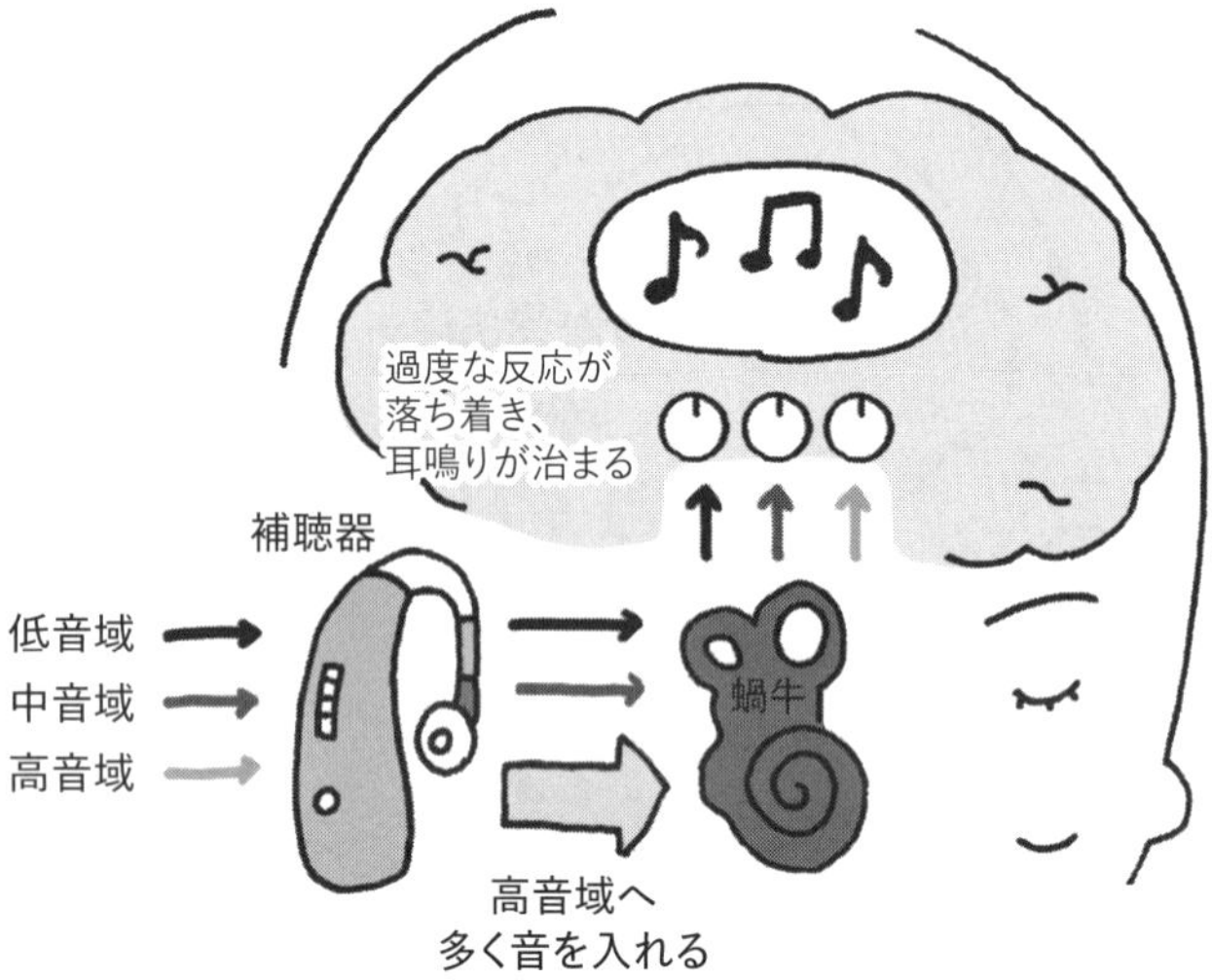

し、耳鳴りが長く続くと危険な音ではないと判断し、耳鳴りもだんだんと落ち着いていきます。

耳鳴りが悪化してしまう人は、さらに「苦痛を感じる脳」が働いてしまうためだとか。ストレスを感じたり不安になったりする「苦痛を感じる脳」が働くと、注意の脳がますます働くようになり、さらに不眠や緊張といった自律神経の乱れも重なって、「苦痛のネットワーク」による悪循環に陥ってしまうのです。

第5章

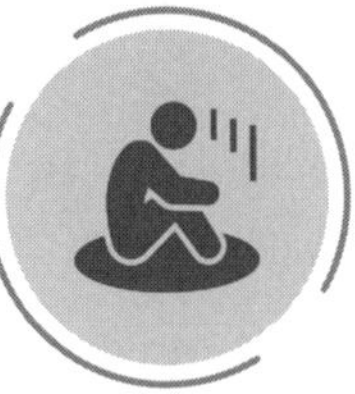

《過度のストレス社会が生み出す》

うつ・精神疾患

精神疾患について一番怖ろしいのは間違った認識から誤った治療を続け、かえって悪化させてしまうことです。

記憶障害

うつ病の物忘れと認知症の記憶障害は似て非なるもの

No.059

高齢になると、気分の落ち込みや意欲の低下を引き起こすうつ病の発症リスクが高まります。うつ病になると、気分の落ち込みだけではなく、もの忘れや判断力の低下などの症状が生じることがあります。こういったうつ病の認知機能の低下は、認知症と間違われやすいので注意が必要です。どちらも認知機能や判断力の低下が現れるため、「**うつ病だと思っていたら認知症だった**」と間**違った判断を招き、早期治療の機会を逃してしまうケースも少なくありません**。

では、うつ病と認知症にはどのような違いがあるのでしょうか。うつ病のもの忘れの特徴としては、見聞きしたものが頭に入ってこない傾向があります。そして、本人には忘れやすいという自覚があります。また、**うつ病の場合は気**

「老人性うつ病」と「認知症」を見分ける目安

	老人性うつ病	認知症
初期の症状	身体的な不調・抑うつ症状など	性格の変化・記憶障害など
症状の進行	何かのきっかけで発症することが多い	とくにきっかけがなく徐々に進行する
気分の落ち込み	多い	少ない
もの忘れ	自覚がある・忘れやすいと強調する	自覚が少ない・取りつくろう傾向がある
妄想	心気妄想・罪業妄想・貧困妄想	もの盗られ妄想
日内変動	ある（朝方に調子が悪く夕方から良くなる）	とくにない

（参考）厚生労働省（介護予防マニュアル「うつ予防支援マニュアル」）

分の落ち込みを伴いますので、見分けるときの判断基準にするといいでしょう。

一方、認知症のもの忘れの特徴は、**物事の記憶そのものが丸ごと抜け落ちてしまう**ことです。たとえば、食べたものだけではなく、食事したこと自体を忘れてしまうのです。また、認知症の場合は自覚が少なく、取りつくろう傾向があり、少しずつ進行していきます。

また、高齢者が入院などで生活環境が突然変わったとき、よくみられる意識障害の一つである「せん妄」でも、もの忘れがみられることがあります。

アルコール依存症

No.060

飲酒記録法でアルコール依存症から脱出する人が続出

従来のアルコール依存症の治療では、生涯お酒をやめること（断酒）を目標としていました。しかし、最近では軽度のアルコール依存症の場合、完全にやめるのではなく量を減らすこと（減酒）を目標とし、お酒とうまく付き合っていくことをめざすようになってきています。

このような減酒外来で行われているのが、**飲酒量を記録することによる治療法です**。適正飲酒量を理解した上で、毎日、カレンダーに自分が飲んだお酒の量を記入して、**1カ月にどれだけ飲んだかを把握して、それを週ごとや月ごとに比較します**。摂取するアルコールの量が減ると、肝機能低下の程度を示す指標であるγ-GTPなどの数値も改善し、体重も減って体調が良くなる人が多いようです。身体が健康的に変化していくのが感じられることで、多くの人が適正飲酒量を守れるようになっていくのです。

近年では、**気楽に飲酒量を記録するためのアプリ**も開発されているので、活用すると継続しやすいでしょう。たとえば、某大手飲料メーカーが提供するアプリ（※）は、LINEのログイン機能を活用したものです。

初回登録時に、アルコール依存症スクリーニングテストを受け、自分の飲酒習慣を把握します。飲酒した量や休肝日を記録し、現状の飲酒量を純アルコール量（グラム）やグラフで可視化します。コースごとに、登録したお酒の種類や飲酒量に合わせてLINEのトーク画面上にお酒の飲み方や商品情報が配信され、一人ひとりの好みや飲酒状況に合った提案が行われます。

昔から「酒は飲んでも、飲まれるな」といわれます。お酒を毒にするか、楽しい時間を過ごすための潤滑油にするかは、私たち次第といえるでしょう。

※アサヒビール飲料：「飲酒量レコーディング」

うつ病

No.061

うつ病になりやすくなる共生ウイルスが見つかった

うつ病は、100人に約6人が一生のうち一度はかかるといわれています。

そんな中、慈恵医科大学の近藤一博教授のグループは、**ヒトヘルペスウイルス6型（HHV-6）に注目し、ウイルスの遺伝子がストレスを跳ね返す力を低下させ、うつ病を発症させることを発見**。研究結果をまとめた論文は、2020年6月、アメリカの権威ある科学誌『iScience』に掲載されました。

ヒトヘルペスウイルス6型は、突発性発疹（小児バラ疹）の原因となるウイルスで、ほぼすべての人が幼児期に感染し、普段は血液内などに潜伏しています。眠っていたこのウイルスはストレスや疲労によって再活性化され、潜伏状態から増殖状態に変わり、唾液の中に出てきます。

マウスによる実験によると、ウイルスが鼻から脳につながる嗅球という部分に達して感染し、そこで作られるウイルスの遺伝子（ＳＩＴＨ－１）が嗅球のアポトーシス（細胞死）を誘発して脳のストレス状態を高め、そのストレス物質によってうつ病が起きるというメカニズムが解明されました。

実際に、うつ症状のない人とうつ病患者の血液中にＳＩＴＨ－１遺伝子タンパク質があるかどうかを示す抗体を調べると、うつ病患者の約8割に抗体が確認されました。さらに、ＳＩＴＨ－１遺伝子タンパク質があると、約12倍もうつ病になりやすいこともわかったのです。ただし、ＳＩＴＨ－１遺伝子そのものがうつ病の原因ではなく、ストレスを増幅することで起こるという点は注意が必要です。**うつ病の新しい発症メカニズムが見えてきたことで、効果の高いうつ病の治療薬の開発につながる**ことが期待されます。

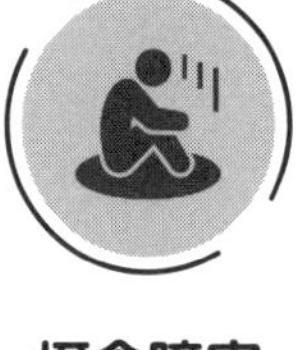

摂食障害

摂食障害はうつ病の治療薬「抗うつ剤」では治らない？

No.062

摂食障害は、食に関する難治性の病気です。無理なダイエットやストレス、失恋、受験の失敗などをきっかけに**食事量が極端に減って拒食症になり、どんどんやせていってしまうケースと、拒食状態の反動から今度は大量に食べるようになり過食症に移行するケース、拒食と過食を繰り返すケース**などがあります。体重を増加させないように、意識的な嘔吐や下剤の乱用を日常的に行っている人も珍しくありません。

摂食障害に決定的な治療法は確立されていませんが、精神面と身体面の両面にわたる治療が必要となります。精神面では、一般的に認知行動療法や対人関係療法などの精神療法を中心にした治療が行われます。身体面では、低栄養や脱水、電解質異常など、身体へのダメージに対する治療を行うことが大切です。

摂食障害は精神的な問題を原因として発症することが多く、精神的に不安定な状態やうつ状態が続いている場合は、抗うつ薬や抗不安薬、抗精神病薬、睡眠薬などが処方されることがあります。

**過食や拒食は
精神的な問題が原因になりやすい**

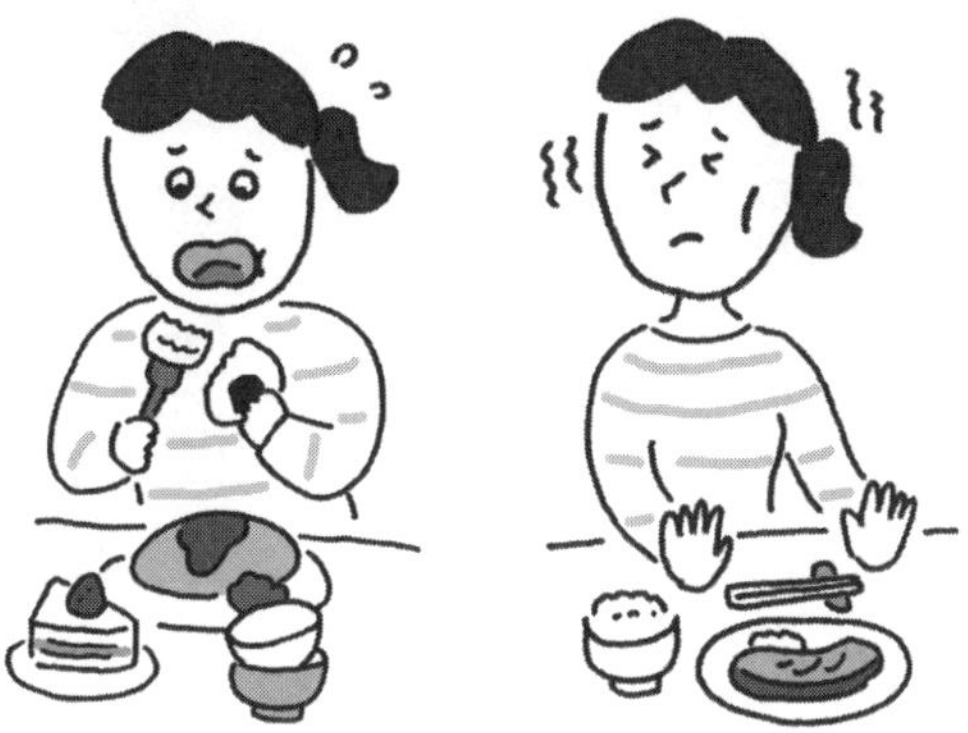

薬物療法の効果は個人差があり、過食嘔吐の回数が減る人もいますが、まったく効果を感じられない人もいるようです。うつ病の治療薬である抗うつ薬には食欲を増進させる作用があるため、過食症の人では、効果が感じられないか、過食がひどくなることもあるので注意が必要です。薬は必ずしも効果が得られる治療法ではなく、少なからず副作用の可能性もあることを認識しておきましょう。

睡眠障害

不眠症を治すには睡眠薬よりも生活改善！

No.063

「寝つくのに時間がかかる」「一度眠りについても目が覚めてしまい、再び寝つくのに苦労する（中途覚醒）」「予定している時間よりも早くに目覚めてしまう（早朝覚醒）」。このような睡眠の悩みを抱えている人は多いことでしょう。不眠症と診断されるのは、先に挙げた3つの不眠症状が週3回以上見られ、日中の倦怠感や眠気などによって生活の質が低下し、社会生活などが妨げられた場合です。

症状が重い場合には睡眠薬が処方されることもありますが、**その前に生活習慣の改善を心がけるのが先です。**まず、食事は就寝する3時間前までにすませ、コーヒーや日本茶、炭酸飲料などカフェインを含む飲み物も避けましょう。タバコやアルコールも覚醒作用があるため、良くありません。入浴は体が温まって体温がいったん上がり、その後に下がるときが最も眠りやすいため、就寝30分～1時間くらい前がベスト。**42℃以上の熱い湯は交感神経が刺激されて心身が目覚めてしまうので、38～40℃くらいのぬるめの湯に浸かりましょう。**

また、スマートフォンなどの電子機器の画面が放つブルーライトは睡眠ホルモンであるメラトニンの分泌を抑制して入眠を困難にするため、就寝直前までスマートフォンを使うことは控えましょう。昼寝をする場合は20～30分以内にとどめ、午後3時までに。

睡眠薬を家族や友人から分けてもらう人がいるようですが、睡眠薬にも種類がたくさんあり、一人ひとりに合わせて処方されます。絶対にやめましょう。

無理に眠ろうとすると、交感神経を刺激し興奮してしまい、かえって眠ることができなくなることもあるため、あまり気にしすぎないことも大事です。

パーソナリティー障害

境界性パーソナリティー障害はほかの精神疾患を併発しやすい

No.064

境界性パーソナリティー障害は、**気持ちや行動、対人関係が不安定になりやすく、日常生活や仕事で著しい苦痛や支障を引き起こしてしまう障害**です。アメリカの調査では有病率は一般人口の約2％で、その約7割が女性であり、日本でも同程度と考えられています。

境界性パーソナリティー障害の発症には、主に遺伝的な要因と環境的な要因が関わっているといわれています。環境が原因となる場合は、とくに子どもの頃に養育者から虐待を受けたり、養育者と離別または死別したりしていることが多く、幼少期に受けた過剰なストレスが発症に関わっている可能性が高いといえます。

境界性パーソナリティー障害の特性として、**感情や行動、対人関係が不安定になりやすく、見捨てられるのではないかという「見捨てられ不安」**を抱いていることがあげられます。周りの人を振り回してしまい、周りの人も一緒に感情的になると疲れ果ててしまいます。この障害を持つ人との関わり方で大切なことは、ありのままを受け入れ、適度な距離感で冷静に対処することです。

境界性パーソナリティー障害には、そのほかの精神疾患を併発しているケースが少なくありません。具体的には、うつ病や不安症、心的外傷後ストレス障害（PTSD）、摂食障害などです。境界性パーソナリティー障害が根底にあると、対人場面で傷つくことが多く、心の過敏性も手伝ってさまざまな精神疾患を併発しやすくなると考えられます。また、薬物やアルコール、買い物といった依存症が併存する場合もあります。できるだけ早めに専門の医療機関を受診し、正しい診断と適切な治療を受けることが大切です。

統合失調症

No.065

統合失調症の患者はメタボになる危険あり

メタボ（メタボリックシンドローム）とは、内臓の周囲に脂肪が溜まり、さらにいくつかの生活習慣病が重なった状態のことです。単に太っているだけでメタボとはいえず、まずお腹の周囲を測って内臓脂肪型肥満かどうかを評価します。これに加えて、高血圧、高血糖、脂質異常の診断基準のうち２つ以上が該当するとメタボと診断されます。

日本では、40~74歳の２０００万人以上、男性の約２人に１人、女性の約５人に１人が「メタボ疑い」または「予備軍」にあたると推定されます。とくに、**統合失調症の人は一般の人に比べてメタボになる確率が高いため、注意が必要**です（左図参照）。

では、なぜ統合失調症の人はメタボになりやすいのでしょうか？

統合失調症をはじめ、精神障害にかかっていると、食事や生活リズムが乱れやすくなるなど肥満に関連したリスクが増えます。

たとえば、統合失調症の人の食事は「脂肪分が多く食物線維が少ない」「食欲が旺盛で間食が多い」ことが知られ、「ソフトドリンクを多く飲む」「運動をほとんどしない」「アルコールの摂取率が高い」という項目に当てはまることが多いといわれています。さらに、統合失調症治療の薬（抗精神病薬）の影響も理由の一つです。

　メタボは放っておくと、命に関わる重大な病気に至る可能性が高くなります。定期的に体重や胴囲を測定して、自分の体重や体型の変化を意識しましょう。

メタボ罹患率の比較

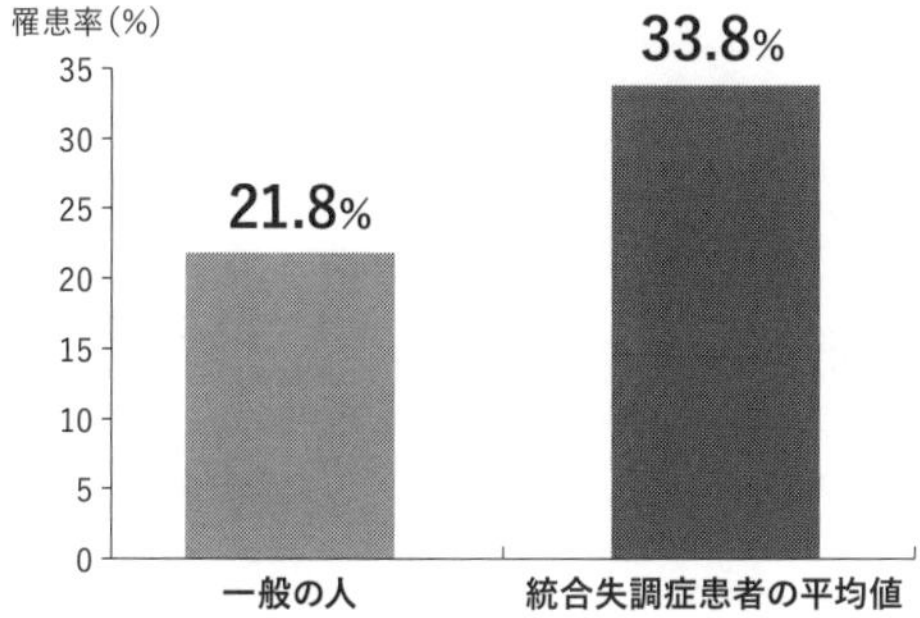

Ford ES,et al.JAMA.287:356-9,2002
Mitchell,et al.Schizophrenia Bulletin.39:295-305,2013より作成

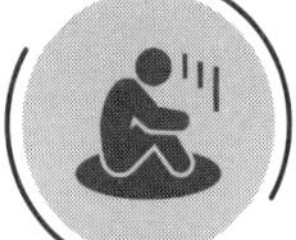

解離性障害

若い女性に急増している「自分が自分でない感覚」の正体

No.066

離人症は、自分が外界から切り離されているように感じられ、外界のことが現実ではないように思える状態です。まるで外側から自分を見ているように感じるような体験をすることです。たとえば、**話をしているときに、自分が勝手に話をしているような感覚になったりします。**

離人症は、近年では解離性障害の一つとして考えられることが多くなっています。この現象は解離性障害に罹患していない健常な人でも、ときどきみられることがあります。しかし、解離性障害になると、この症状が頻発して、その違和感から生活に支障をきたすようになってしまいます。

主な症状としては、自分の顔や身体が自分でないような感覚、夢の中にいる

かのような現実感の喪失、自分を外から観察しているように感じられ、それが持続的、反復的に続きます。統合失調症やパニック障害などほかの精神疾患を患っておらず、薬物などの影響がない場合に、離人症と診断されます。

離人症の原因は、生まれ持った性質と周りの環境とされています。人間関係のストレス、命の危機にさらされた経験などによる場合もありますが、現在まではっきりした原因は解明されていません。

また、**患者の多くは女性であり、発症者の平均年齢が16歳と若く、40歳以上にはほとんど発症者がいない**ことから、思春期の心身の変化などが関わっている可能性もあります。ストレス、環境の変化、睡眠不足などによって症状が悪化することがありますので、注意が必要です。

不安と抑うつがみられる場合は抗不安薬や抗うつ薬が有効なことがあります。また、カウンセリングや認知行動療法といった精神療法も行われます。

No.067

パニック障害

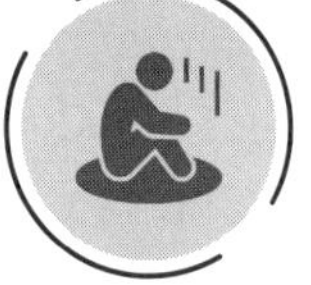

パニック障害は脳の過剰反応や機能不全によって起きる

　パニック障害とは突然起こる激しい動悸やめまい、発汗、頻脈、ふるえ、息苦しさ、胸部の不快感といった体の異常とともに、「このまま死んでしまうかもしれない」といった強い不安や焦燥感に襲われる病気です。このような発作は**「パニック発作」といわれ、10分程度から1時間以内にはおさまります。**

　一度発症すると繰り返す場合が多く、また発作を起こしたらどうしようという**「予期不安」**が湧いてきます。すると、今度は逃げ場のないような場所でのパニック発作を恐れる**「広場恐怖」**によって、大勢の人が集まる場所などを避けるようになります。**「パニック発作」「予期不安」「広場恐怖」はパニック障害の3大症状**といわれるもので、これらが互いに悪循環を招くとパニック障害をさらに悪化させてしまいます。

パニック障害の原因は不明ですが、気持ちの持ち方などではなく、脳内の不安に関する神経系の機能異常が関係していることがわかっています。実は**パニック的な症状は、敵や災害から逃げるために有利なもので、生き延びるために備わった危機管理プログラムです。**しかし、緊急事態でもないときにこのような反応が起きると、生命の危機のような激しい不安や恐怖を感じ、体も過剰反応を起こしてしまうというわけです。

近年では、脳科学的に見たパニック障害のメカニズムが解明されつつあり、**①ストレスに関連した感情に関わって働く扁桃体の過剰反応、②行動のコントロールに関わる前頭前皮質の機能不全、この2つが原因**とされています。

パニック障害は抗うつ薬が効きやすいほか、漢方治療やアロマセラピー、認知行動療法や自律訓練法などの心理療法も効果的です。

PTSD

ストレス障害に効く外科麻酔薬がある

No.068

外傷後ストレス障害（ＰＴＳＤ）や強迫性障害（ＯＣＤ）にはいくつかの治療法がありますが、あまり効果が認められないことの多い状況でした。

しかし、２０００年に米エール大学のチームにより、**ケタミン（カリプソル）という薬にストレスを抑える働きをすることがわかった**のです。ケタミンは半世紀以上前から人や動物の外科手術に使用されていた麻酔薬。しかし、幻覚や妄想などの副作用が出ることがあるため日本では２００７年に麻薬に指定され、今では特定の症例でしか使われていないものです。

この薬にストレスを抑える効果が見つかったのはまったくの偶然だったといいます。ちなみに、現在、主流となっている抗うつ薬も、もともと結核の治療薬だったものにうつ病の症状を抑えることがわかり、転用されたものです。

ケタミンの長所は、何よりも即効性があること。既存の抗うつ薬は飲み始めてから効果が出るまでに数カ月かかることが多いのに対し、**ケタミンは数時間から1日程度で効き目が現れます。米国では現在100カ所ほどのケタミンクリニックがあり、10年以上前からPTSDとOCDに対してケタミン点滴が行われており、**安全性はもちろん成果を出しています。

日本でも、海外において心的外傷後ストレス障害(PTSD)や強迫性障害(OCD)に対してケタミン点滴が有効であることを踏まえ、2023年2月より国内で初めて同疾患をケタミン療法の適応に加えたクリニックもあります。自由診療になりますが、長期的な副作用はなく、神経系の落ち着きを促進するのに役立つということ。ケタミンの作用メカニズムにはまだ不明な点が多いそうなので、今後の研究にも注目したいところです。

No.069

12年ぶりに改訂された躁うつ病の治療方針

双極性障害は、**気分が高揚して活動的になる「躁《そう》状態」**と、**気分がひどく落ち込んで無気力になる「うつ状態」**を繰り返し、**生活に支障が出てしまう脳の病気**です。こうした特徴から、以前は躁うつ病と呼ばれていました。およそ100人に1人がかかるとされ、男女差はありません。

気分の落ち込みが続くうつ病と見分けがつきにくいのが特徴で、杏林大学などの調査では医療機関を最初に受診したときにうつ病やうつ状態と診断された患者が65%を占め、初診から正確な診断に至るまでには平均4年かかることが明らかになっています。自分の行動を振り返って、うつ状態になる前に活動的な時期があったり気分の波があったりする場合は、医師に伝えることで正しい診断につながりやすくなるでしょう。躁うつ病（双極Ⅰ型）の発症のピークは10代後半から20代前半なのに対し、うつ病の場合は幅広い年齢層で発病する可能性があるものの40代くらいの中年期に一つのピークがあります。

２０２３年３月、日本うつ病学会は双極性障害の診療指針を12年ぶりに大きく改訂しました。その中で、**患者が普段心がけることを学ぶ心理教育において、最低限身につけるべき点が7つのポイント（上表）にまとめられています。**それが上のとおりです。

躁うつ病患者が最低限身につけるべきポイント

❶ 規則正しい生活習慣の維持
❷ 病状悪化につながる要因の把握
❸ 悪影響を与える問題への対応
❹ 新たな再発の兆候の把握と、予防策の策定
❺ 病気への誤解の解消
❻ 効果的な薬物療法の実現
❼ アルコールなどの乱用や不安への対応

双極性障害は、徹夜をするなど生活リズムの乱れが病状の悪化の原因になるた

め、**睡眠や生活のリズムを整えることが重要**です。不眠や仕事の抱えすぎといった要因も悪化につながることがあるため、なるべく避ける必要があります。

また、薬物療法について、気分の波を小さくする気分安定薬と、脳内の興奮を抑える働きがある抗精神病薬の併用が推奨されました。近年の研究により、これらを併用すると効果が高まることが明らかになったためです。

双極性障害とは

- 気分が高揚する「そう状態」と落ち込む「うつ状態」を繰り返す脳の病気
- 悪化すると症状を繰り返す間隔が短くなる
- 100人に1人がかかる。男女差はない
- 20~30歳代前後に発症することが多い

主な症状

躁状態
- 自信満々になる
- 眠らなくても大丈夫
- おしゃべりになる
- 何でもできる気になる

繰り返す

うつ状態
- 気分の落ち込みが続く
- 何も楽しめないし、興味が持てない
- 眠れない
- やる気が起きない

双極性障害の人が最初に診断された病名の割合

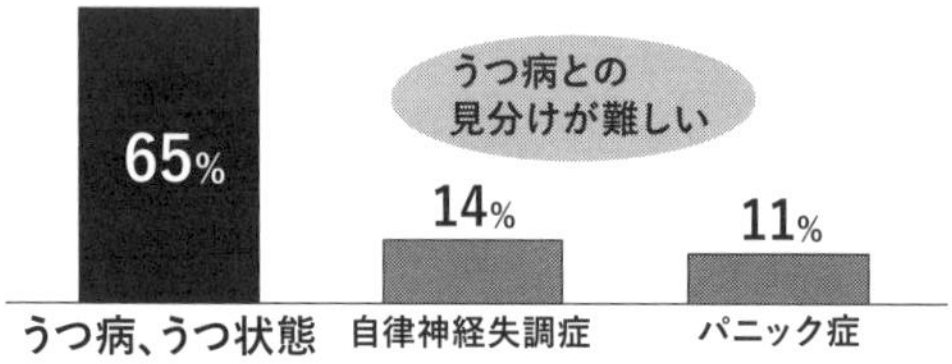

※杏林大などの調査を基に作成(複数回答あり)

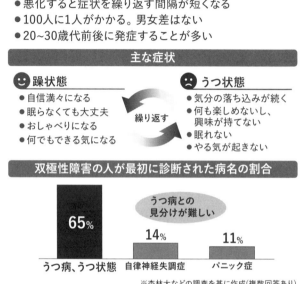

第6章

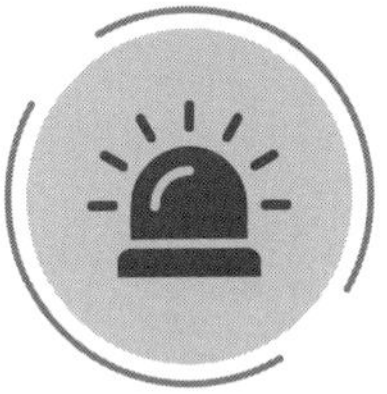

《いざというとき、大丈夫？》

緊急医療

万が一のときこそが生死の分かれ道。
あなたの正しい知識と判断力で
助けられる命があります。

No.070

救命

未来の救急搬送はドクターヘリから「空飛ぶクルマ」へ

ＴＶドラマを観ていても、救急の現場に医師がヘリコプターに乗ってさっそうと現われる光景はよくあります。脳や心臓といった急性期の循環器疾患のほか、重大事故に見舞われて一刻も早く病院に運ぶ必要があるときなど、ドクターヘリは重要な役割を果たすことになります。

世界最初のドクターヘリは１９７０年代、交通事故による犠牲者を減らすことを目的にドイツで始まったといわれています。その後、日本の医療現場で正式に運用が始まったのが２００１年。95年の阪神・淡路大震災をきっかけに全国の自治体で導入が検討されるようになりました。そして**２００７年にドクターヘリ特別措置法が制定され、導入が加速。２０２３年４月現在、全国46都**

道府県に56機が配備され、一応は全国配備が完了した状態になっています。

けれども、その数は決して十分とはいえません。日本航空医療学会は「全国で72機のドクターヘリが必要」と推計していて、まだまだ心もとない状態。たとえば広大な面積のある北海道に4機しか配備されていないなど、その中身も地域の実情に即しているとは言い難い面があります。

現在のドクターヘリは、新しい機体が1機あたり約9億円ともいわれ、導入に際しての経済的な障壁が高いという現実があります。

その点、**次世代の救急搬送を担う主役の候補として注目されているのが有人ドローン、いわゆる「空飛ぶクルマ」**です。低価格の全自動操縦の空飛ぶクルマは、2025年の大阪・関西万博でお披露目される予定で、実用化への期待が一気に高まるかもしれません。救急医が空飛ぶクルマに単身乗り込み、患者のもとに……という時代はもうすぐそこかもしれませんね。

外傷

切り傷は「湿らせる」治療が現在、主流となっている

No.071

皆さんの子どもの頃は、遊びやスポーツで切り傷やすり傷が絶えない……ということも多かったのではないでしょうか。そんなとき、取り急ぎの救急処置として、傷口に消毒液をつけてばい菌を取り除き、絆創膏やガーゼなどを当てて乾燥させ、かさぶたを作ることを考えていたと思います。

しかし近年、**消毒液はかえって自己治癒力を少し弱らせてしまうことが明らかになってきました**。消毒液で消毒すると痛みを感じることがあるように、細菌とともに人の細胞も破壊されてしまうことがわかってきたのです。

消毒のあと、絆創膏などを当てて傷口を乾燥させて治す従来の方法に代わっ

て、**最近主流になっているのが、傷口を乾かさない「湿潤療法」です。**別名「うるおい療法」「モイストヒーリング」ともいわれ、少し湿った状態をキープして傷を治す治療法。傷口に潤いを保たせたまま密閉して、かさぶたもできにくい状態になります。

実は、**傷口からしみ出てくる浸出液には、皮膚の破壊された箇所を修復するための成分が含まれていて、傷を治す手伝いをしてくれます。**つまり、浸出液はむやみに拭き取ったり乾かしたりせず、傷口を程良く湿った状態にしておくことで、傷の治りが早くなります。体が本来持っている自然治癒力に委ねることで、傷口は自然と治っていくわけです。

湿潤療法の手順はいたってシンプルで、水道水や滅菌水で傷口をきれいに洗い流したあと、清潔なタオルなどで傷口を押さえて止血します。その後、市販の創傷被覆材で覆っておけばＯＫ。数分で痛みが和らぎ、治癒へと向かっていきます。

危険物

幼児にとって一番危険なのは「ボタン電池」

No.072

小さな子どもにとって、「**ボタン電池」は大変な〝凶器〟になる**ことをご存じでしょうか。誤って飲み込んでしまうと食道にとどまり、**放電の影響によって、わずか1時間で潰瘍ができて穴が開いてしまう**などの深刻な症状を生じてしまいます。

詳しくいうと、電池を飲み込んだ際に、消化管に接触した電池から電流が流れ、電気分解によって電池の外側にアルカリ性の液体が作られ、消化管の壁に損傷が起こります。その結果、消化管に潰瘍ができたり穴が開いてしまいます。

とくに**コイン形のリチウム電池は、平たく幅が広く、食道などに留まりやすいだけでなく、電池を使い切るまで他の電池よりも高い電圧を保持する特性が**

ボタン電池の誤飲年齢

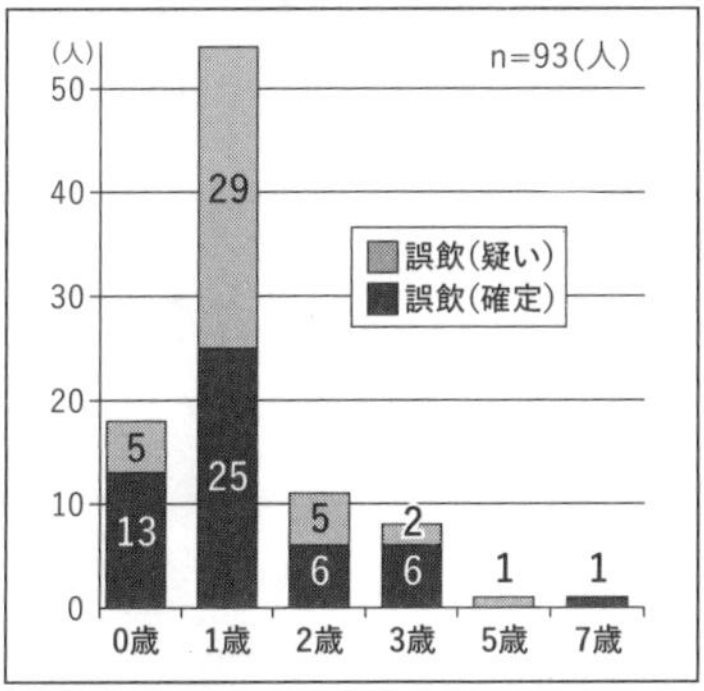

消費者庁に寄せられた「子どものボタン電池誤飲」事故情報(消費者庁)

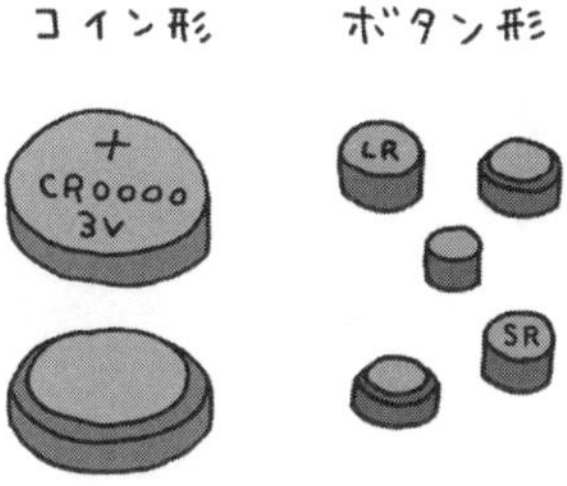

コイン型の電池は
食道などに留まりやすいので
要注意!

あるため、誤飲したときの危険性がより高くなるのです。

ボタン電池は子ども用の玩具だけでなく、時計やタイマー、LEDライト、体温計、家電製品のリモコン、電卓など日常生活で子どもが目にするさまざまな製品に幅広く使われています。

ちなみに消費者庁の調査では、乳幼児の保護者の約6割が、ボタン電池の誤飲の恐れや重症事例の存在を知らない……という結果が得られたそうです。小さなお子さんのいる家庭では、必ず知っておきたい常識といえるでしょう。

毒生物

毒蛇に咬まれても毒を吸い出すことは絶対にNG

No.073

ここ数年、マムシやスズメバチの毒による死者が増え続けています。厚生労働省によると、2021年は全国で24人が亡くなり、そのうちマムシなどの毒蛇によるものは、過去10年で最多の9人に上ったといいます。

実際に厚労省が把握していない数もあると推定されますから、死亡に至らない例も含めて、毒蛇による被害は最近とくに増えているよう。その背景としては、コロナ禍も相まっての近年のアウトドアブームの広がりがあると考えられ、さらなる増加が懸念されているところです。

毒蛇の被害で多く見られるのはマムシですが、その毒性はハブより強いものの、毒の注入量が少ないため死亡率は低いとされています。ただし、**毒蛇の咬傷による死亡のほとんどはマムシが原因**ですからおのずと注意が必要です。

そして、もしもマムシに咬まれてしまったら……。咬まれた傷口から口で血を吸い出そうとしたり、傷口の周囲をタオルなどで縛ったりするのは禁物です。口で吸うと、口の中のばい菌が傷口から入って感染症を起こす危険があり、縛ると局所に毒が溜まってかえって治りにくくなることがあります。もしも**マムシに咬まれたら、傷口を洗い、むやみに走ったりせずに安静を保ちながら速やかに医療機関を受診しましょう**。

ちなみに、咬まれた蛇の特徴を記憶しておくことは重要です。マムシに咬まれた場合、医療機関で血清等による治療が必要になり、咬まれた蛇がマムシであるのか、それ以外であるのかを判断することが求められるからです。

咬まれた蛇がマムシであると確信が持てる情報が必要で、**慌てず携帯電話やスマートフォンなどで写真を残しておく**と良いでしょう。

毒植物

銀杏には中毒物質が含まれるってホント？

No.074

茶碗蒸しなどに入って美味しい風味を醸し出してくれる銀杏（ぎんなん）。秋の代表的な味覚の一つとして親しまれています。

ただ、銀杏は食べ過ぎに注意しなくてはいけません。銀杏を食べて中毒症状を訴える人は実は少なくないようで、公益財団法人日本中毒情報センターにも銀杏の中毒に関する相談が毎年一定数寄せられているそうです。

では、中毒成分の正体とはいったい何か。**銀杏には「メトキシピリドキシン（4-MPN）」と呼ばれる有毒な成分が含まれていて、大量に摂取するとビタミンB6欠乏症と似た中毒症状を起こします。**

体内のビタミンＢ６は、欠乏すると神経伝達物質であるＧＡＢＡの生合成が阻害されて、強直性痙攣などの症状が誘発されると考えられています。銀杏を大量に食べるとこのビタミンB6の欠乏と同じ状態が起こるのです。

銀杏の食べ過ぎには注意が必要……

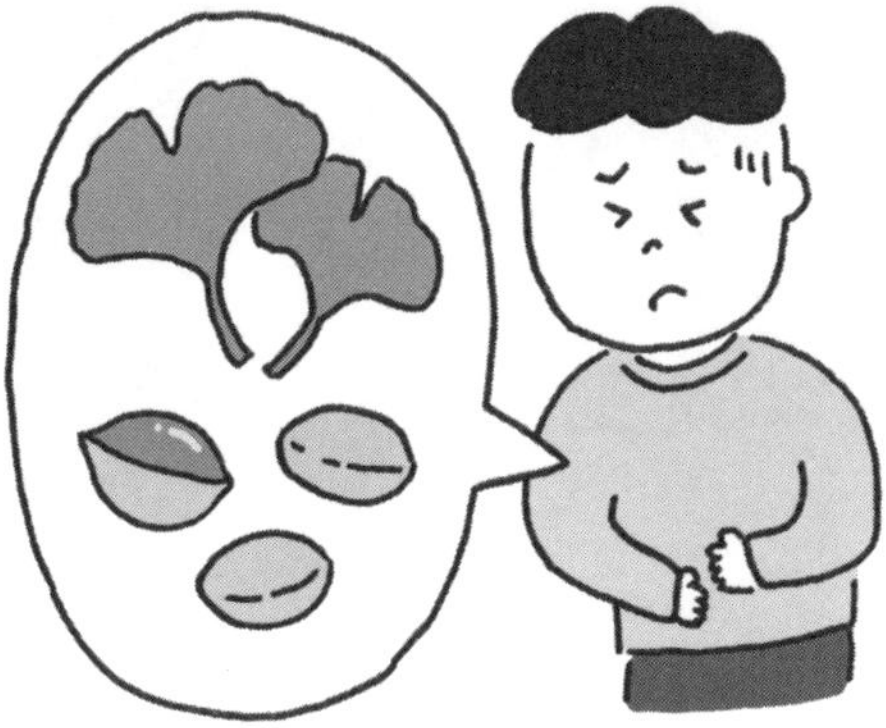

主な症状として見られるのは嘔吐と痙攣で、ほかにも不整脈や顔面蒼白、呼吸困難、めまい、意識混濁、下肢の麻痺、便秘、発熱などが挙げられます。重篤な場合には意識を失うこともあります。

大人であれば1日数個は許容量ですが、小さな子どもは中毒を起こしやすく、5～6個食べただけでも危険な場合がありますから注意が必要です。大人でも枝豆感覚でパクパク数十個も食べることは避けたほうが良いでしょう。

貝毒

牡蠣の食あたり、犯人は水中ウイルスだった

No.075

「海のミルク」と呼ばれる牡蠣。身が乳白色であること、加えて牛乳のように栄養をバランス良く含んでいるからそう呼ばれるようになったそうです。

タンパク質が豊富で、カルシウムやマグネシウム、鉄などのミネラル類を多く含み、なかでも鉄や亜鉛、ビタミンB12は牛乳以上ともいわれます。疲労回復やアンチエイジングに役立ち、食欲増進にも効果が期待できることから、年齢を問わず人気を集めている食材です。

ただその一方で、**「牡蠣はあたりやすいから怖い」**というイメージをお持ちの方も少なくないようです。あたりやすい、つまりは食中毒になりやすいと警戒されがちですが、いったいなぜなのでしょうか。

牡蠣の食中毒で真っ先に思い浮かぶのがノロウイルスですが、それは牡蠣の生態に原因の一つがあると考えられます。

牡蠣などの二枚貝は、餌のプランクトンを食べる際に海水を大量に吸引するという特徴があります。その際に**海水中のウイルスを同時に取り込み、それが内蔵に蓄積されていきます**。その牡蠣を食べた際に、ノロウイルスを起因とした食中毒になる可能性があるということです。

ということは、牡蠣自体がもともとウイルスを持っているのではなく、牡蠣の棲む海域の水質が問題であり、大事な要素となるわけです。**いくら鮮度の良い牡蠣であっても、水質の悪いところで育ったものだと食中毒の原因になってしまう**ということ。ただし、加熱すればウイルスは撃退できますし、人間には免疫機能がありますから少しくらいのウイルスであれば食中毒になることはありません。過度な心配はせず、生食の牡蠣の味覚も楽しんでほしいものです。

No.076

魚の毒

熱でも壊れないフグの毒は青酸カリの1000倍

動物毒による中毒で最も多いのが、フグが原因となるものです。フグ中毒そのものの死亡率は約8％といわれていますが、**動物毒の中でフグ中毒が約7割を占め、日本で起こる食中毒死亡者の過半を占めています**。

フグの毒は、テトロドトキシンという物質で、毒の強さは青酸カリの1000倍以上といわれるほどの恐るべき猛毒です。また、この毒は加熱にも強く、調理程度の加熱では壊れないのも厄介な点。**トラフグ1匹分の毒量は、約10人分の致死量に相当する**というほどで、怖さがよくわかると思います。

フグ中毒になると、唇や舌、指などがしびれ、手足が動かなくなってきて、

フグの毒による段階ごとの中毒症状

経過	主な症状
第１段階	食後20分から3時間までに、口唇、舌先、指先のしびれが始まる。激しい嘔吐が続くこともある。歩行は千鳥足。
第２段階	まもなく知覚マヒ、言語障害、呼吸困難となり、血圧が降下する。
第３段階	全身が完全な運動マヒ状態。
第４段階	意識消失後、まもなく呼吸、心臓が停止し、死に至る。

（東京都保健医療局HPより）

頭痛が生じるようになります。嘔吐する場合があるほか、次第に感覚が麻痺してきて皮膚感覚、味覚、聴覚などが鈍くなり、言語障害が生じるようになります。全身の運動麻痺が起こり、呼吸中枢が麻痺して血圧低下、呼吸困難となってチアノーゼを起こし、呼吸が停止し死に至ります。

フグがなぜ毒化するかはまだよくわかっていませんが、**近年の研究によって、海洋細菌の数種類にテトロドトキシンの産生が認められ、これらの細菌が小型巻貝などに取り込まれ、フグが食べることで毒を蓄積すると考えられています。**

熱中症

No.077

日本人必見！熱中症治療で効果がある方法

もはや新たな国民病ともいわれる、夏の「熱中症」。35度以上の日は当たり前で、猛暑などという表現ではすでに生ぬるく、酷暑や激暑、炎暑や極暑といった言葉も使われるほどです。

夏の熱中症死は、実は室内が最も危険であることが近年指摘されています。熱中症で亡くなる人の8割は高齢者というなかで、その多くが室内で熱中症にかかっているという事実があるのです。

高い気温の屋外から涼しい室内へと戻ると体温が下がりますが、そのぶん喉の乾きを感じにくくなり、汗をかいて失われた水分や塩分が十分に補給されないまになってしまいます。そのため就寝後など、数時間経ってから発生するケースが多くあります。**室内はそれほど暑くないからと油断せず、水分補給を欠かさないことが重要です。**

また最近では水分の補給とともに、こまめに体を冷やす習慣づくりも重視されるようになっています。過剰に体を冷やすことはおすすめしませんが、熱中症予防という意味合いで、一定の部位を冷やすのは良いでしょう。**従来いわれていた首、脇の下、太ももの付け根では冷やし過ぎてしまうので、予防であれば、手のひらや足裏を冷やすことがすすめられます。**

手のひらや足裏には動静脈吻合《どうじょうみゃくふんごう》という特殊な血管があり、普段は閉じている血管が、暑くなると開いて体温を下げる働きがあるとされています。水分補給と同様に、こまめに体を冷やす習慣づくりで体温の異常上昇を抑えるようにしていきましょう。

脳震盪

No.078

脳震盪はクセになるともっと怖ろしいことになる

激しいスポーツをする人はもちろん、普段の生活の中でのアクシデントなど、脳震盪（のうしんとう）に見舞われた経験のある人もいるかと思います。**脳震盪は頭部に激しい衝撃が加わることで起こる、意識消失や混乱、記憶障害などの一時的な脳機能障害のこと**です。

脳は皮膚と頭蓋骨の中で、髄膜（硬膜、くも膜、軟膜）に囲まれていて、くも膜と軟膜の間は脳脊髄液によって満たされています。通常は脳脊髄液に満たされた状態で浮かんでいますが、何かのアクシデントなどで衝撃を受けると、頭蓋骨にぶつかったり、脳の内部で歪みが生まれてしまい、脳震盪が生じます。

脳震盪の主な症状は、頭痛、めまい、ふらつき、力が出ない、集中できない……といったものです。意識を失うこともありますが、実は脳震盪の9割以上は発症していても意識を失うには至っていません。そのため、本人や周囲が脳震盪だとわからずにやり過ごしてしまうことが多く、繰り返して脳震盪の発症リスクを増大させることにつながっています。

クセになるといっそう怖い脳震盪

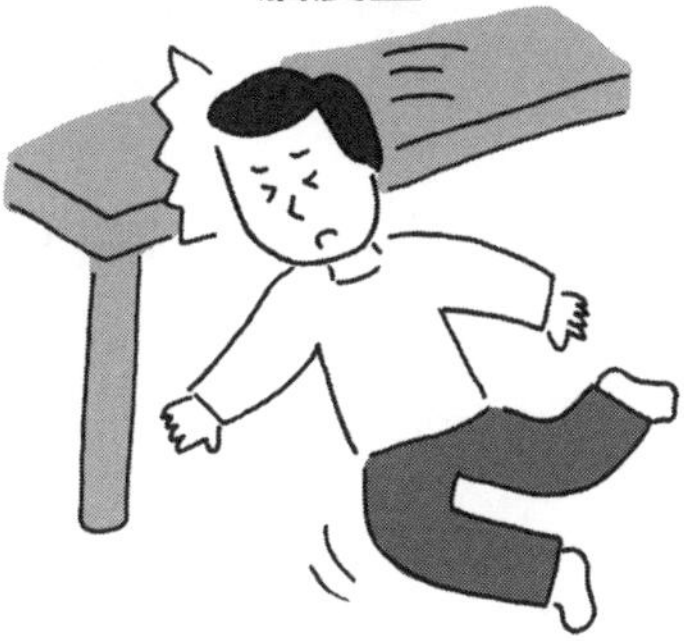

とくに**近年気をつけたいのが、脳震盪を繰り返して、「脳震盪癖」がついてしまうこと。脳震盪を3回繰り返した場合はクセがついていると考えられ、重い障害が残ったり、頭蓋内の出血で死亡するケースもあるため注意が必要です。**

外から見ただけでは異常が確認できないため、複数回の脳震盪を自覚したら、病院でCTを撮るなどの適切な処置を受けるようにしましょう。

AED

気づいてた？街なかの緊急救命器具ＡＥＤの存在

No.079

何かの原因で突然心停止となる人は、１年間で約７・９万人。実に１日に約２００人、７分に１人が心臓突然死で亡くなっていることになります。**原因の多くは「心室細動」と呼ばれる重篤な不整脈**で、心室細動になると心臓は震えるのみで血液を送り出せなくなり、心停止の状態になります。

それを助けるのが、**街なかのいたるところに設置されるＡＥＤ（自動体外式除細動器）です**。重症の不整脈で機能しなくなった心臓を治療するために電気ショックを与えて蘇生させる機器で、２００４年から一般の人でも使用が可能となりました。

このＡＥＤ、ただちにその場で使うことで、突然の心停止の約半数の人を救うことが可能であるとの統計があり、時間が経って到着する救急隊や、病院到着後に医師や看護師が行う処置と比べて数倍の効果が得られています。命を救うには、何よりも即座の対応が重要であるわけです。

心停止傷病者に対する応急手当の違いによる
1カ月後の予後

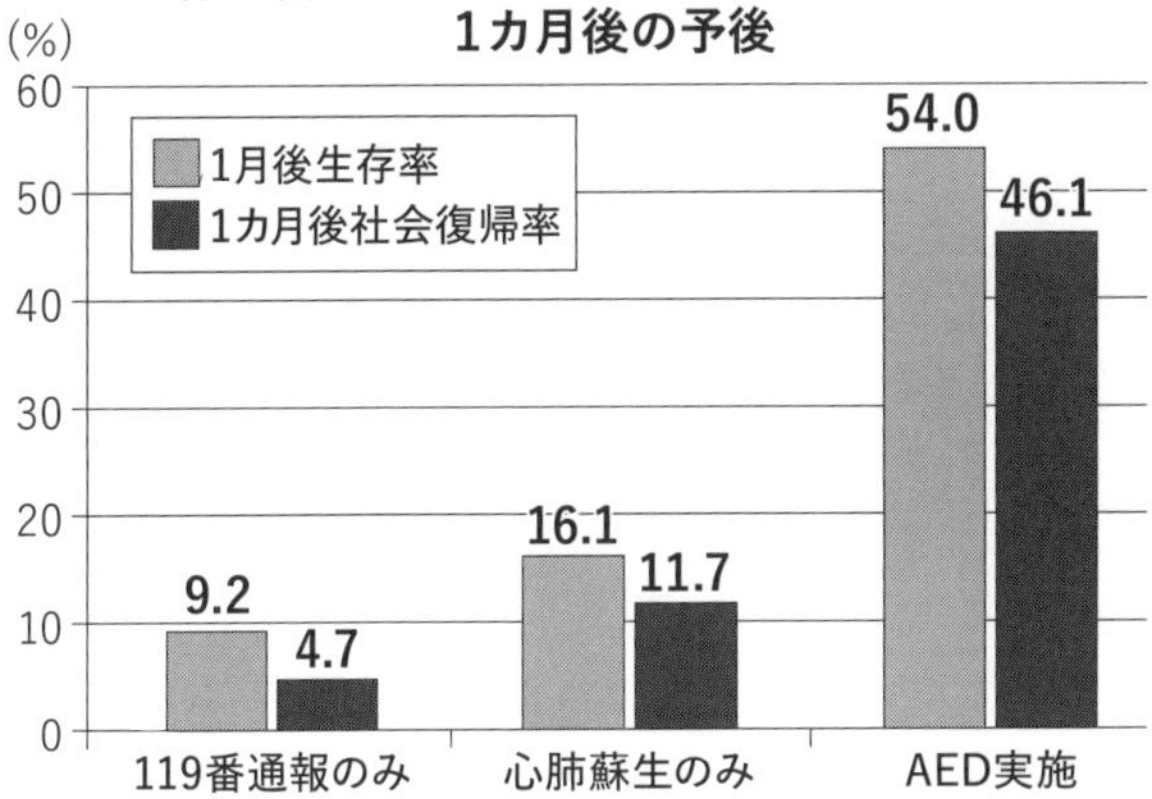

（総務省消防庁，2016）

加えてＡＥＤを使った救命の場合、１カ月後の予後についても大きな効果を示すことがわかっています。**心肺蘇生に加えてＡＥＤが使用された場合、54・0％が1カ月後に生存しており、46・1％が1カ月後に社会復帰を遂げています**（上図）。胸骨圧迫や人工呼吸による心肺蘇生のみを実施した場合に比べ、はるかに良い結果をもたらしているのです。

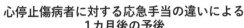

さらに、『ニューイングランド・ジャーナル・オブ・メディシン』という医学誌でＡＥＤを使った際の１年後の予後についての報告がなされ、脳障害の残存や死亡するリスクが格段に低くなることが確認されました。**ＡＥＤは、その人の人生そのものを救う優れた救命機器である**ことを強く認識しておく必要があるといえます。

ただ、**ＡＥＤの効果の大きさの一方で、心停止後にＡＥＤが使用されたのはわずか４・１％**という現実があります（上図参照）。

コロナ禍の２０２０年に大幅に低下したのは、コロナ禍で人との接触を避けたいことから使用をためらったケースが増えたことが要因と考えられ、今後の使用の回復が望まれるところです。

AED 使用率の推移

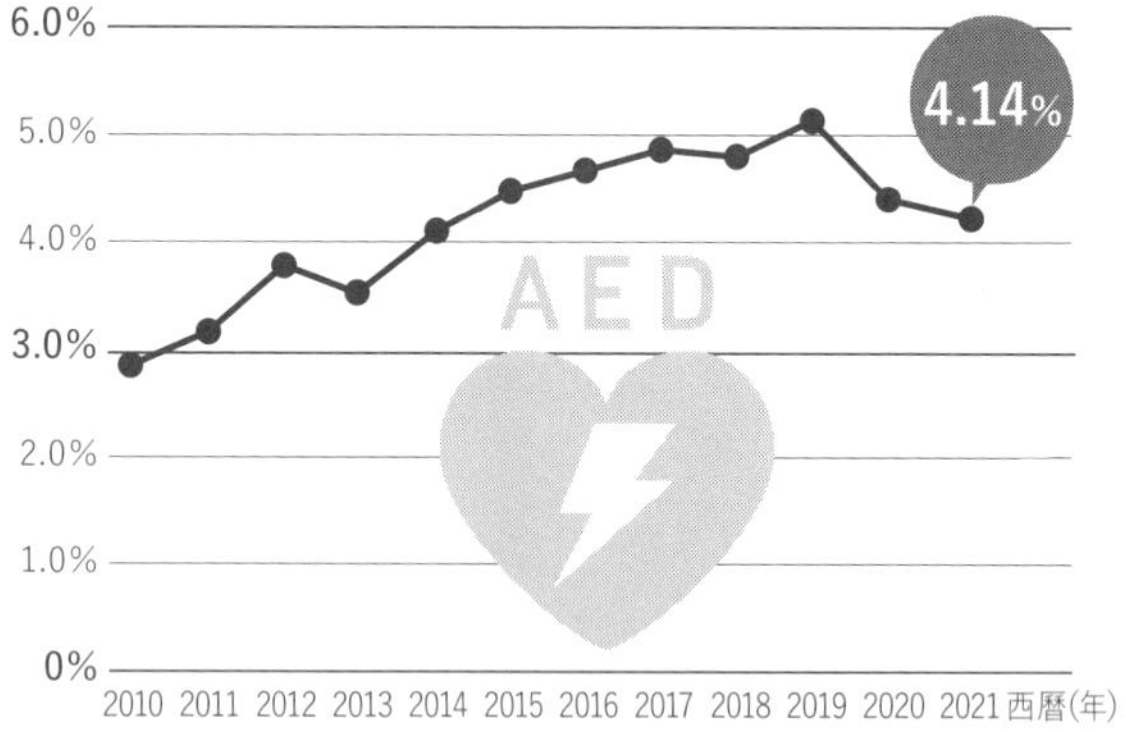

（公益財団法人日本AED財団 HPより）

第7章

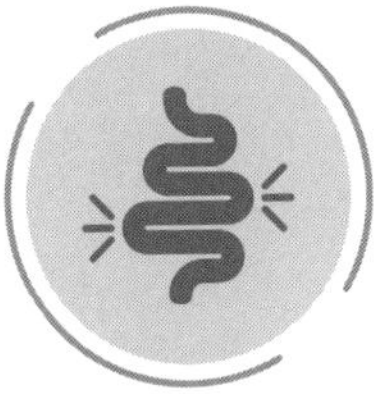

《共生細菌で注目される》腸

腸の働きを助けてくれる
共生細菌の大切な役目を
あなたは知っていますか？

No.080

腸内細菌

肥満や糖尿病になりにくくなる腸内細菌の存在

同じものを同じだけ食べても、太りやすい人とそうではない人がいます。それは、一人ひとりが持つ腸内フローラ（腸内細菌叢）が、太りやすさに影響しているためです。

近年、肥満や糖尿病には食べすぎや運動不足といった生活習慣的な要因に加え、腸内細菌の関係が指摘されています。国立研究開発法人医薬基盤・健康・栄養研究所や早稲田大学などからなる研究チームは、**腸内細菌の一つである「ブラウティア菌」が肥満や糖尿病を予防・改善する可能性がある**ことを明らかにしました。

健康な人と肥満や糖尿病の人の腸内細菌を比べたところ、**腸内にブラウティア菌が多くいる人は、肥満や糖尿病になりにくい傾向があった**とのこと。マウスを使った基礎実験からブラウティア菌が産生する物質が重要だとみられており、今後、肥満や糖尿病を予防する方法の開発につながることが期待されています。

日本人の9割は、腸内フローラの1％以上をブラウティア菌が占めているそうです。それが6％以上になると、ＢＭＩ値が標準体型かやせ型に分類される人の割合が格段に上がるとの調査結果があり、この菌がある程度いる必要があるようです。

ブラウティア菌を増やすには、特定の何かを食べるのではなく、食事内容を記録して過不足を整えたときが効果的だったとか。多くの種類を食べて栄養バランスをとると、多様な腸内細菌の活性化につながるのです。

過敏性腸症候群

No.081

脳へのストレスは腸にも悪影響を及ぼすという怖い事実

過敏性腸症候群とは、腹痛や腹部の不快感、便秘、下痢などが数カ月以上続く状態のときに考えられる病気です。腸の蠕動運動《ぜんどううんどう》がうまく機能しなくなるなどの問題によって発症します。10～40代の若年層に多くみられますが、中高年層の患者数も増えています。命に関わる病気ではありませんが、日常生活に支障をきたすことが少なくありません。**脂質の多い食事、香辛料、カフェインなどは大腸を刺激し、症状を悪化させてしまう**ことがあります。

過敏性腸症候群の原因はわかっていませんが、**ストレスなどによる自律神経系の乱れが引き起こすのではないか**と考えられています。細菌やウイルスによる感染で腸に炎症が起こると、その後になりやすいことも知られています。

過敏性腸症候群の症状は、大腸がんや潰瘍性大腸炎、クローン病などの疾患と似ているほか、食物アレルギーが隠れていることもあります。原因をはっきりさせるために、血液検査や大腸内視鏡検査などを行うことがあります。

近年では、「**脳腸相関**」という言葉が知られるようになりました。脳腸相関とは、私たちにとって重要な「脳」と「腸」が、お互い密接に影響を及ぼし合う関係のことです。

ストレスを受けると脳は信号を出し、その信号は腸へ伝わり、腸の運動に影響が出てきます。**過度なストレスや緊張が続くと、腸の働きが過剰になったり痛みを感じやすくなったりするため、腹痛や下痢が起こります。これが顕著に表れるのが、過敏性腸症候群ではないか**というのです。脳腸相関に関する研究は盛んに行われており、「体質だから仕方ない」と諦めていた過敏性腸症候群の患者さんに効果的な治療法が見つかるかもしれません。

腸内細菌

No.082

あるビフィズス菌が、花粉症の症状を緩和する

花粉症は、日本人の約3割がかかっているともいわれ、多くの人がくしゃみや鼻水、目のかゆみといった症状に悩まされています。花粉症はアレルギー疾患の一つで、ウイルスや細菌などの異物を排除するために働く免疫が、本来は反応する必要のない物質にも過剰に反応してしまうことで起こります。

免疫の役目を担う細胞が集まっている重要な免疫器官が腸です。そして免疫機能の発達・維持には腸内細菌が大きな役割を果たしています。人の腸内には1000種類以上、100兆個もの細菌が棲みついており、それぞれがテリトリーを保ちながら腸内フローラ（腸内細菌叢）を形成しています。この**腸内フローラのバランスが乱れると免疫系のバランスも崩れ、アレルギー疾患を発症**

する要因になると考えられています。

ビフィズス菌には、免疫のバランスを調整する機能があります。なかでも「**ビフィズス菌BB536**」を用いて花粉症患者に対して試験を行ったところ、**スギ花粉が飛び始める約1カ月前からビフィズス菌BB536を13週にわたって摂取したグループは、花粉症の自覚症状が緩和され、症状と関連する血中マーカーも改善されるという結果**になりました。

このようなビフィズス菌の効能を得るには、口からビフィズス菌を摂ることが大事だといいます。食べ物として体内に入ったビフィズス菌は、小腸に集まっている免疫細胞に刺激を与えます。大腸にいるビフィズス菌は通常小腸に逆流することはないため、口から摂取して小腸を通過させることが重要だとか。花粉が気になる時期は、ビフィズス菌BB536の入ったヨーグルトを積極的に食べるとよさそうです。

大腸炎

No.083

難病に指定された大腸炎、真犯人は自分自身の抗体だった

指定難病である**潰瘍性大腸炎は、大腸にびらんや潰瘍ができ、原因不明の下痢や血便を繰り返す病気**です。発症のピークは20代ですが、幅広い年代に発症し、患者数は世界的に増加しています。症状や大腸カメラの所見などから総合的に診断されますが、専門家でも判断が難しいこともあります。

京都大学の研究グループは、潰瘍性大腸炎に自己抗体が関連していると考え、患者の血液中に存在する自己抗体が標的とする物質を調べました。潰瘍性大腸炎は大腸粘膜の上皮細胞が障害されるため、そこに発現するタンパク質に着目した結果、**「インテグリンαVβ6」というタンパク質に対する自己抗体**が潰瘍性大腸炎患者の約90％に認められることが判明しました。この自己抗体は、

同じ炎症性腸疾患であるクローン病患者や、その他の腸炎患者ではほとんど認められないため、潰瘍性大腸炎であると確定診断するためにも役立ちます。

さらにこの自己抗体には、**上皮細胞の接着に関連するタンパク質との結合を阻害する作用があることもわかり、自己抗体が潰瘍性大腸炎の原因である可能性が高い**と考えられます。今後、発見された自己抗体を測定することで、潰瘍性大腸炎の確定診断や病勢の把握が簡単にできる可能性があるのです。

現在、研究グループは企業とともに、この自己抗体を測定する検査キットの開発や、潰瘍性大腸炎の根治薬の開発を進めています。

潰瘍性大腸炎の病態仮説

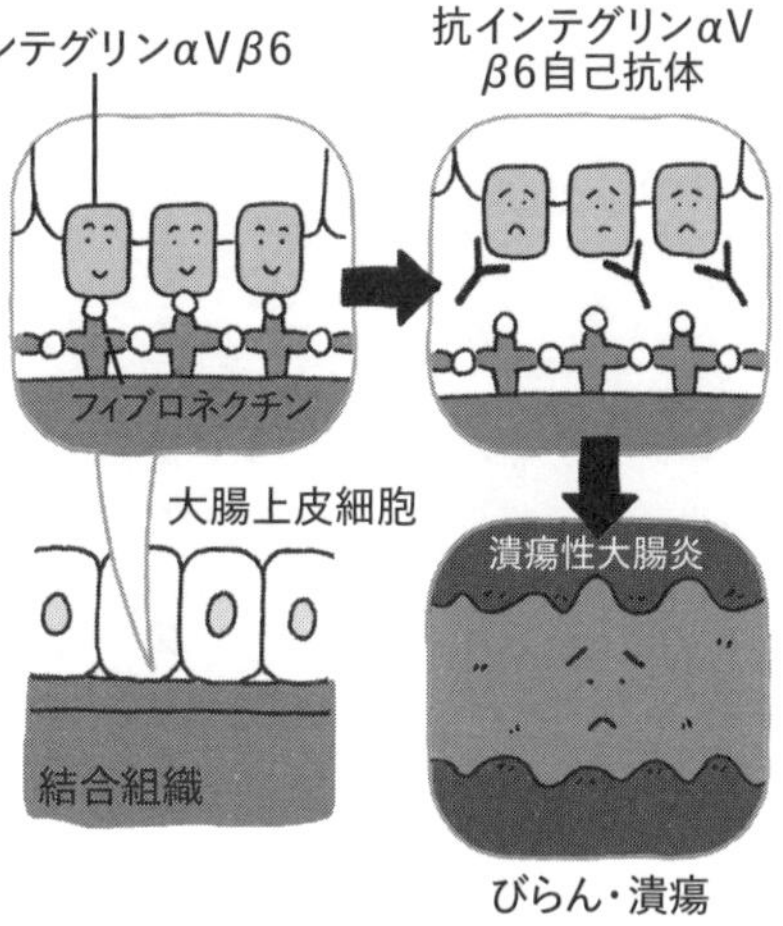

腸内細菌

シロタ株はストレスを緩和して良い眠りに導くスゴイ乳酸菌

No.084

私たちの腸内には、全身にある免疫細胞の半分以上が集まっています。乳酸菌の中には免疫機能を調節するものがあり、**「シロタ株」は胃液や胆汁に負けずに生きたまま腸まで届き、腸内で免疫細胞を刺激し、低下した免疫機能を回復する力を示す**と考えられています。

ヤクルトの研究によると、シロタ株を含んだ飲料を1日2本ずつ16週間飲用したグループは、咳などの自覚症状のあった回数がプラセボ飲料（味や外見は同じで、シロタ株を含まないもの）を飲用したグループの約半分でした。

また、学術試験を控えた医学部の学生を対象とした研究では、シロタ株を含む飲料を飲んだグループでは、プラセボ飲料を飲んだグループと比べて、数値化したストレスの体感レベルが明らかに低くなり、さらにストレスが強まると分泌量が増す唾液中のコルチゾールという物質の濃度も低く抑えられ、目覚めの回復がよかったことがわかりました。

起床時眠気の変化

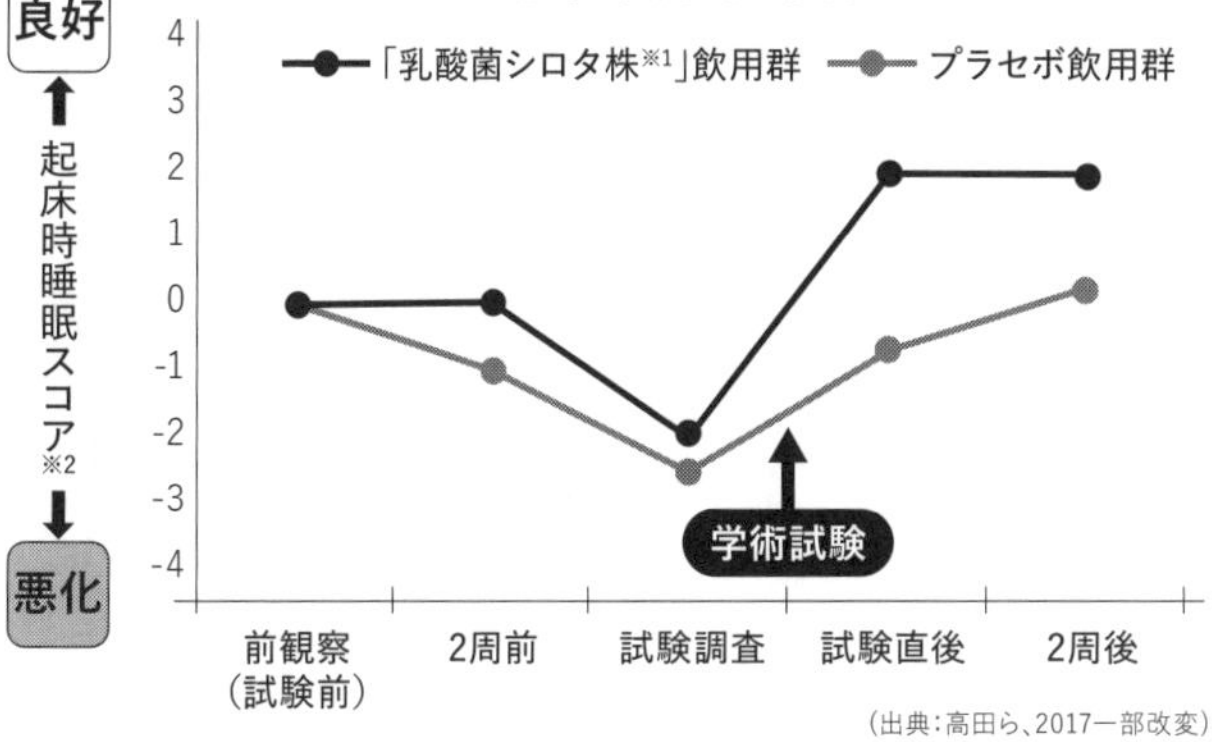

(出典:高田ら、2017一部改変)

※1 臨床試験(ヒト試験に使用した乳酸菌飲料には、100m乳酸菌 シロタ株が1,000含まれています。
※2 主観的な睡眠感を評価するOSA睡眠調査票MA版を用いた。

近年の研究によると、睡眠の質の低下は仕事の効率を低下させるだけでなく、うつ病や認知症、循環器系の病気のリスクを高めるということです。

良い睡眠には、腸が重要な役割を果たしていることがわかってきました。**良質な睡眠を手に入れ、健康を維持したいなら、シロタ株を摂るといいかもしれません。**

腸内細菌

免疫力を高めたいときには プラズマ乳酸菌が効く

No.085

免疫は、人間に本来備わっている防御システムです。身体の中の免疫細胞は、常に外界から侵入するウイルスや細菌と戦っています。私たちが健康に過ごせているのは、免疫機能が正常に働いているためです。

しかし、免疫は過労やストレス、睡眠不足、栄養不足、運動不足、肥満、冷え、タバコやアルコールの影響などで簡単に下がってしまいます。免疫機能を正常に働かせ、その状態を維持するための行動を「免疫ケア」といいます。

免疫機能を維持するためには、規則正しい生活、適度な運動、栄養バランスの良い食事、休養が大切。感染症にはさまざまな種類があり、予防するには日頃から体の免疫機能を高めておくことが重要なのです。

乳酸菌の中でもキリンが開発した「**プラズマ乳酸菌**」**は、免疫力アップに有用な菌です**。小中学生を対象に行われたある調査では、プラズマ乳酸菌を含むヨーグルトを週3日・3カ月にわたって食べた地域は、インフルエンザ罹患率が有意に低下したという結果も出ています。

ほかにもさまざまな研究から、「コロナウイルスの増殖量低下」「せき・熱っぽさなど風邪やインフルエンザ様症状の軽減」「労働パフォーマンス指標の改善」「運動後の体調不良の抑制、疲労感の軽減」など、プラズマ乳酸菌の効果が確認されています。

このような効果は、**プラズマ乳酸菌が免疫の司令塔であるプラズマサイトイド樹状細胞を活性化することにあります**。活性化された司令塔が指示・命令を出すことで、免疫全体の機能が高まるというわけです。食生活と生活習慣を見直し、プラズマ乳酸菌の力を借りて、体の免疫システムを強めましょう。

大腸憩室炎

高カカオチョコレートがもたらす便通のスッキリ効果

No.086

大腸憩室炎は、大腸にできた憩室というくぼみに炎症が起こる病気です。**腸の動きが悪くなると便秘になり、滞留した便が憩室にはまって炎症を起こしやすくなります**。この病気になると、腹痛をはじめ、吐き気や嘔吐、下痢、発熱などの症状が起こります。発症すると、繰り返すことも多いです。ほとんどの場合、抗菌薬を服用することで良くなりますが、潰瘍ができたり腸管に穴が開いたりすると、膿を出す処置や外科的な手術が必要となることもあります。

大腸憩室炎の予防について書かれた海外の論文によると、炎症を促進してしまう食品や飲み物は、加工肉や赤身肉、淡色野菜、トマト、精製された穀物、人工甘味料を含んだ清涼飲料水など。逆に、炎症を抑える食品や飲み物は、お茶、コーヒー、赤や黄色の根菜、葉野菜などです。ビールやピザにも炎症を抑える作用が認められたそうですが、摂取量に気をつける必要があるようです。

また、国内でも帝京大学のグループが高カカオチョコレートの抗炎症作用、動脈硬化のリスク低下といった健康効果を実証しています。この結果から、**高カカオチョコレートに含まれるカカオプロテインが腸の動きを良くし、便通を改善させる作用がある**こともわかりました。ただし、チョコレートの腸を動かす作用は、腹痛のある急性期には症状を悪化させてしまう可能性があるので、控えたほうが良いでしょう。

痛みがあるときは、腸にやさしい消化の良い食事を選びましょう。具体的には、うどん、おかゆ、ヨーグルト、チーズ、豆腐、白身魚など「白い食べ物」を意識すると覚えやすいです。大腸憩室炎は、食物繊維の摂取が不足している人がなりやすいため、食物繊維も不足しないように注意しましょう。

No.087

腸内細菌

認知症に効果を発揮するビフィズス菌がある

森永乳業によると、認知症の6～7割を占めるアルツハイマー型認知症の人の腸内細菌は多様性が低く、ビフィズス菌の割合が小さいことがわかっています。

そこで、脳と腸が密接に関わる「脳腸相関」に注目し、腸から脳機能への研究を深める中で、保有する数千株の菌株から認知機能・記憶力への作用が期待できる「**ビフィズス菌MCC1274**」を特定しました。

50歳以上80歳未満の軽度認知障害（ＭＣＩ）の人を対象にした臨床試験では、**認知機能を評価する5領域のうち、即時記憶、視空間・構成、遅延記憶が顕著に良くなり、5領域の合計値にも効果が見られた**といいます。

ビフィズス菌MCC1274が認知機能や記憶力にどう作用しているかは研究中ですが、これを経口摂取すると、胃・小腸を通過して大腸に届き、大腸では酢酸や芳香族アミノ酸の代謝産物を作ります。

これらの代謝産物と菌の成分が脳内に働きかけることで脳内の炎症を抑制し、総合的な作用によって認知機能を正常化させていると考えられるのだそうです。

2021年10月に発売されたヨーグルトなどの商品は、菌体を関与成分とするものとして初めて機能性食品として発売されました。

今後は認知症の発症後にも改善効果があるのかどうかを解析していくとともに、食や運動などの生活習慣を通して〝早期に記憶ケアを行う大切さ〟も啓発していくとのことです。

大腸ポリープ

大腸の良性ポリープは転移してがんになりやすい？

No.088

大腸がんのステージ別の生存率を見ると、ステージ1のような初期段階では9割以上の人が治ります。そこで、「早期発見・早期治療のために定期的に検診を受けましょう」といわれます。

ところが、がん死亡率の増加には歯止めがかかりません。がん細胞が最初に発生した場所から血管やリンパに入り込み、その流れに乗って別の臓器や器官へと移動し、そこで増えることを「転移」といいますが、早期に発見したほうがいいというのは、**「大腸がんは早期なら転移しないが、進行すると転移しやすい」という仮説**があるためです。

それが、2019年の『Nature』では、大腸がんで転移が見られた患者さんの約8割は「超早期転移」であると報告されています。**転移は1㎝前後の良性のポリープの段階から起き、冬眠した転移巣（がん幹細胞）は一生、冬眠したままのことはなく、数年後に活発に暴れ出すか、細胞老化のために死滅するといいます。**

がんのステージは、がんが大腸の壁にどれだけ深く入り込んでいるかを示す「深達度」、リンパ節に転移しているか、ほかの臓器に転移しているかの3つの因子を組み合わせて決定されます。早期に発見されたからステージが低くなるわけではありません。早期発見の効果は、がんが発生してからの期間と生存率との関係を調べなければわからないのです。

確かに、がんは早く見つけたほうがいいのかもしれませんが、予後を決める最も重要な因子は単なる早期発見よりも「がんの固有の性質」です。**がんで手遅れにならない確実な方法は、良性の段階で除去すること**なのです。

腸内細菌

酪酸菌は大腸の働きを助け、腸内環境を整える

No.089

腸内環境を整えて健康な体を手に入れる「腸活」という言葉がよく聞かれるようになりました。ここ数年では、健康と腸内細菌の関連性についても研究が進み、その腸内細菌の中でも「**酪酸菌**」が話題となっています。最近の研究で、**酪酸菌が多い人は感染症にかかりにくく、かかっても重症化や後遺症につながりにくい**ということがわかってきました。

一般的に、腸活というと乳酸菌やビフィズス菌などの善玉菌を摂取することで、腸内環境を整えていくことが主流でした。ところが、**最近では酪酸菌を摂取することで、酪酸菌が作る酪酸が大腸のエネルギー源として細胞に働きかけ、**

酪酸菌が作る酪酸がほかの善玉菌をサポートし、腸内環境を改善

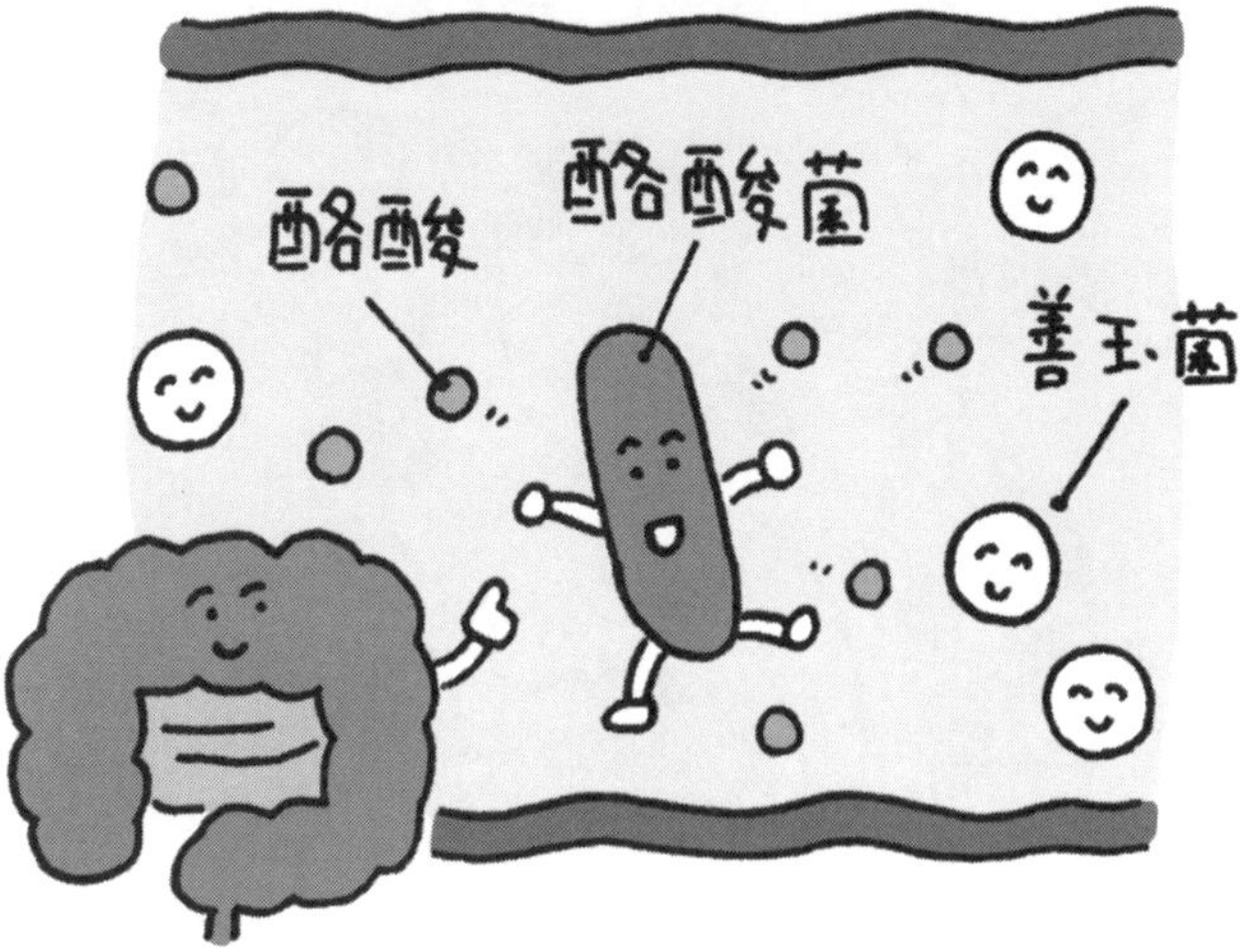

腸内環境を改善していくという、新たな腸活が注目されてきています。

酪酸菌は腸に届いた食物繊維を発酵・分解して、「酪酸」を作る細菌の総称です。大腸には水分やミネラルを吸収する役割がありますが、酪酸はその働きを促進する作用があります。酪酸は腸内を弱酸性にすることで、腸内にある悪玉菌の発育を抑制し、乳酸菌やビフィズス菌などの善玉菌が棲みやすい環境を作ります。また、カルシウムやマグネシウ

水溶性食物繊維を摂れば酪酸菌が増える！

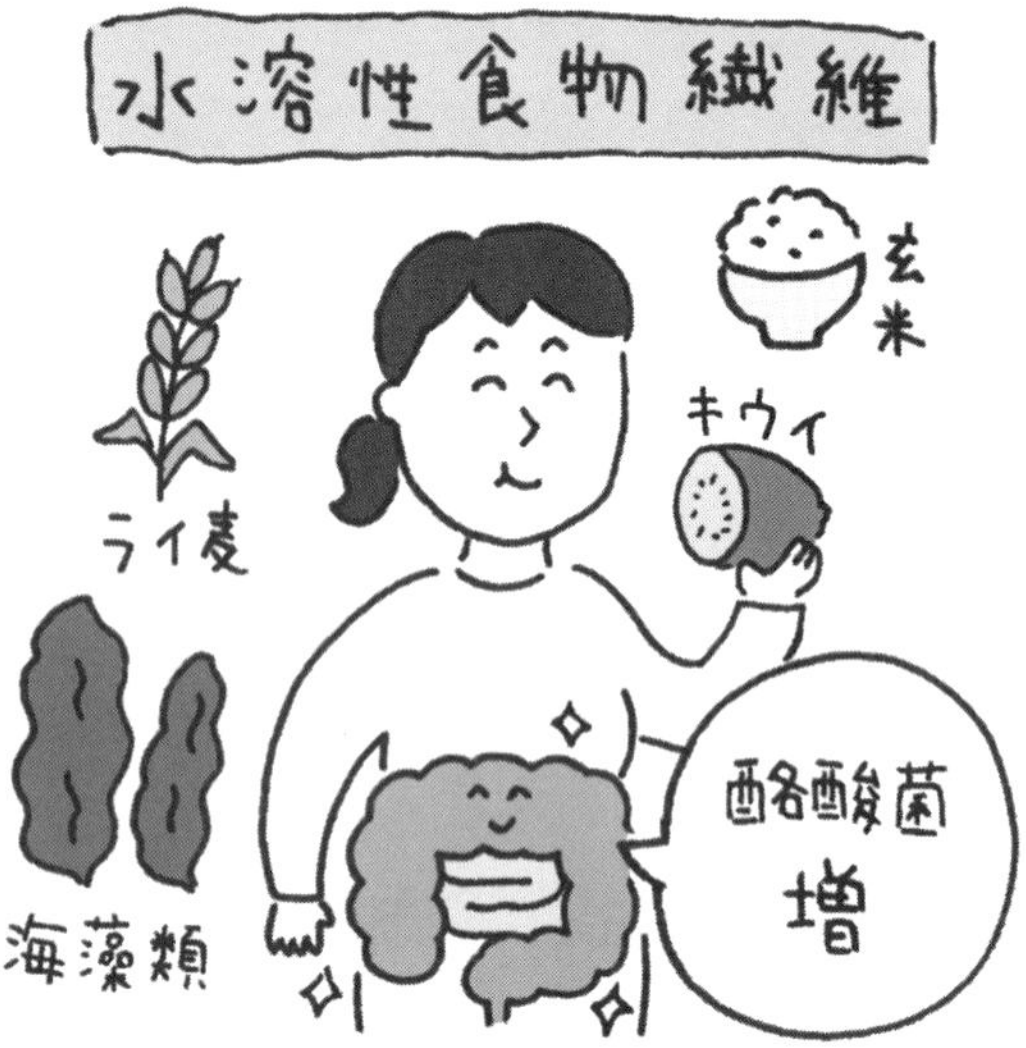
水溶性食物繊維
玄米
キウイ
ライ麦
海藻類
酪酸菌
増

ムなどのミネラルの吸収性が良くなり、ミネラル不足を解消できるともいわれています。

　酪酸菌は食事で補うことが難しければ、サプリメントなどから摂取する方法もあります。体内に取り入れた酪酸菌を腸内で育てるには、酪酸菌のエサとなる水溶性の食物繊維が必要になります。そのためには、果物のキウイや海藻類、もち麦、ライ麦、玄米などの穀類を食べるといいといわれています。これらを日常的に摂るようにしましょう。

第8章

《このところよく耳にする》

近年増加の疾病・症状

流行っているということは
罹患者が増加している証拠。
あなたにもその危険が迫っているのです。

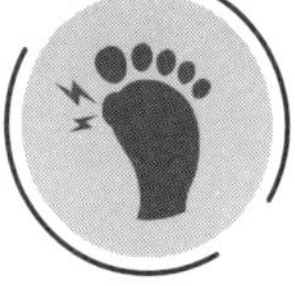

痛風

痛風はプリン体よりも「遺伝」の要素が大きい？

No.090

「風が吹いても痛い」といわれる痛風は、「尿酸」という物質が体の中に溜まり、関節の中で結晶になって沈着し、激しい痛みを伴う関節炎を起こす病気です。尿酸は「プリン体」という物質が体内で分解されてできる老廃物で、それが過剰につくられたり、腎臓の機能が低下して排泄不良になったりして、尿酸濃度が高くなり7・0㎎／dℓ以上になると「高尿酸血症」と呼ばれます。

日本では、**成人男性の約20％が高尿酸血症であるといわれ、個人差はあるものの、尿酸値が上がるにつれて痛風発症のリスクは高まります。**

実は、プリン体の多い飲食物を控えても、効果はそれほど期待できません。

そもそもプリン体は私たちが体を動かすのに必要なエネルギー伝達物質の一つで、一定量は必要なものです。

そして、体内の尿酸のうち食物から摂取されたものは2〜3割で、7〜8割は体内で産生されています。ですから、痛風になりやすいかどうかは遺伝的要素が大きく、生まれつきの遺伝子によるところが大きいといえます。

では、仕方ないのかといえばそうではなく、**生活習慣を変えることで高尿酸血症は予防・改善できます**。

肥満は体内でのプリン体の合成を促進し、尿酸の排泄機能を低下させてしまうため、適正体重にすることが重要です。また、アルコール自体に尿酸値を上げる作用があり、飲酒量が多くなるほど痛風リスクが高まることがわかっています。プリン体がビールよりも少ないからと焼酎やウイスキーを飲んでも、アルコール摂取量を減らさなければ意味がありません。プリン体の制限ばかりに気をとられず、暴飲暴食を避けたほうが効果的です。

No.091

難聴

難聴を放っておくと認知機能が低下する

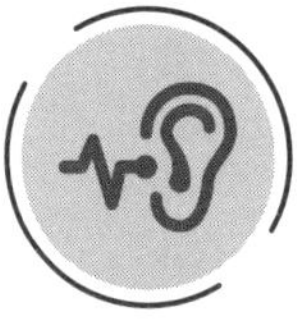

近年の研究によると、**難聴が認知症のリスクを高めることがわかってきました。そのリスクは、軽度の難聴でおよそ2倍、中等度で3倍、重度難聴では5倍にもなるとのことです。**

人間は耳から入ってくる音の情報を電気信号に変換して脳に送り、さまざまに処理しています。そのときに脳の側頭葉や前頭葉などが働きますが、難聴によって音の情報自体が入ってこないことで脳の活動そのものが低下し、認知機能に影響を与えると考えられています。

難聴によるコミュニケーション機会の減少も、認知機能の低下につながります。難聴になると言葉がうまく聴き取れず、何度も聞き返すため会話が弾まなかったり、話の内容が理解できていないのに返事をして誤解を与えたり、スムーズな交流が難しくなりがちです。そうしたことが重なると、人と話すのが億劫になって行動範囲も狭くなり、引きこもりがちになるなどして認知症のリスクが高まるだけでなく、フレイルやうつにつながることも懸念されています。

フレイルとは、身体の活力が低下した状態のことで、介護が必要となる手前の段階です。フレイルであることに早めに気づいて適切な対策をとれば、元の自立した状態に戻ることができると考えられています。

加齢に伴う難聴は多くの場合、補聴器を使うことで改善します。聞こえを取り戻すことは生活の質を高め、生き生きとした毎日を過ごすためにとても重要です。**耳の聞こえに不安を感じたら、早めに医師に相談して、補聴器の使用を前向きに検討しましょう。それが認知症やフレイルなどのリスクを下げることに役立ちます。**

唾液パワー

1日1・5リットルも排出される唾液の驚くべき効果

No.092

唾液は健康な成人では、1日に1～1・5リットル分泌されるといわれています。この量は、1日に作られる尿の量とほぼ同じです。ただし、かなり個人差があり、一般に若い人ほど量が多く、高齢になると減少していきます。また、ストレスや疲労、病気、薬の副作用などの影響で減ることもあります。

唾液を作るのは、口の周りにある耳下腺、顎下腺、舌下腺という三つの唾液腺です。**唾液には、食べ物をひとまとめにして飲み込みやすくする、消化を助ける、食べカスを洗い流して清潔を保つ、虫歯を防ぐ、細菌の増殖を防いで全身の健康を維持する**……など、重要な役割を担っています。

唾液にはさまざまなパワーがある

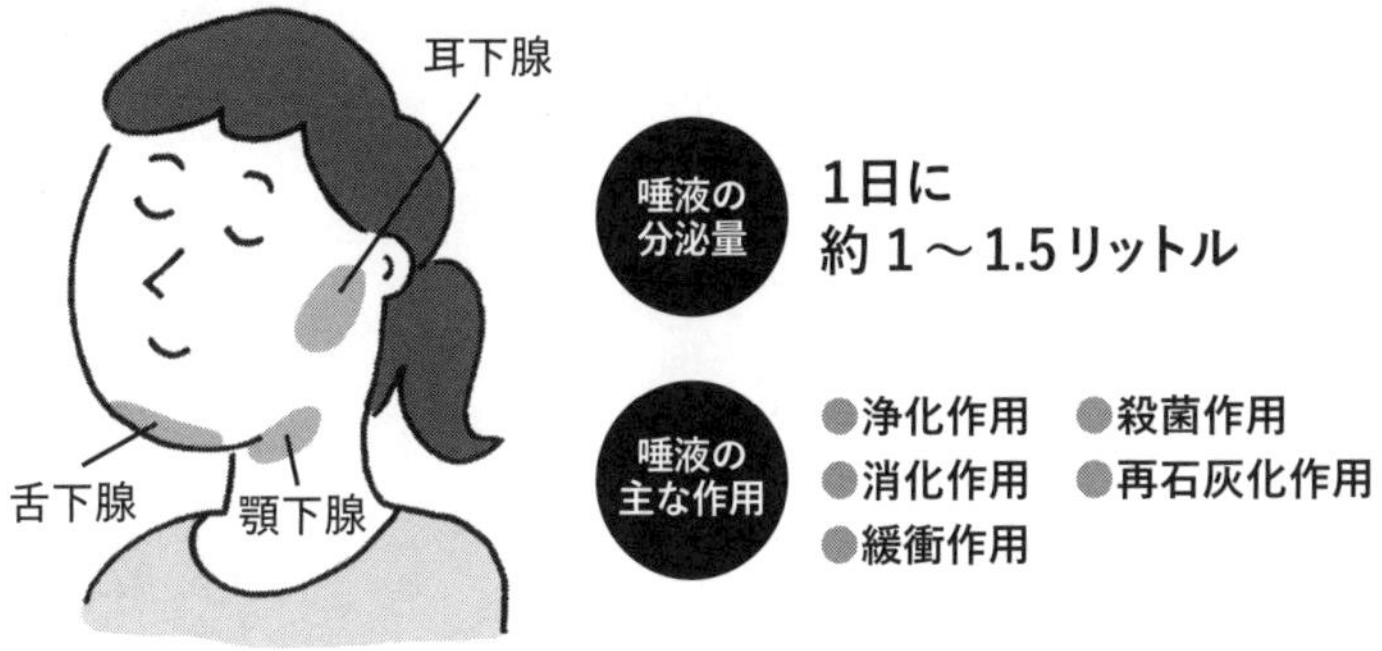

このように健康を守る働きのある唾液の量が少なくなると、口臭が強くなる、虫歯や歯周病になりやすくなる、免疫機能が落ちて感染症にかかりやすくなるなどの悪影響が出てきます。

そして、**十分な量の唾液を出すために欠かせないのは、よく噛むこと**。柔らかいものばかり食べたり、あまり噛まずに早食いをしたりしていると、唾液の分泌量が減ってしまいます。よく噛むことを意識するとともに、お茶や水をときどき口に含ませる、梅干しやレモンなど唾液分泌を促す働きのあるものを食べるなど、口の中の潤いを保つようにしましょう。

肩こり

なで肩の人は、慢性的な肩こりに悩まされる？

No.093

日本人女性に多いといわれている「なで肩」。肩のラインが下がって華奢に見えることから女性らしい印象となり、憧れている人もいるかもしれません。

なで肩には、先天性のものと後天性のものがあります。骨格は遺伝的な要素が大きいため、両親や祖父母になで肩の人がいると、生まれつきなで肩になりやすいようです。

一方、**後天性のものは生活習慣などが原因でなってしまうケースです。**普段から重い荷物を肩にかけることが多いような場合、肩が下へ引っ張られてなで肩になりやすいことがあります。また、**普段からスマホやパソコンを使うときなどに「猫背」の姿勢になりがちな人も、肩が内側に入り込んで丸まってしま**

い、なで肩になる可能性があります。

なで肩の人は、ふつうの肩の人に比べて肩こりになりやすいともよくいわれます。肩こりになりやすい要因としては、骨格による負荷のかかり方があげられます。なで肩の人は肩の傾きが大きいため、腕から下の重みが肩にかかりやすく、日常の何気ない動作でも肩に負担がかかってしまうのです。

また、なで肩の人はカバンのベルトなどがずり落ちやすく、落とさないように意識すると肩や首の筋肉が常に緊張した状態になりがちです。このようなことも肩や首に負荷をかけてしまい、肩こりの原因になります。

肩こりの予防策としては、チェストベルトがついたリュックを使う、パソコンやスマホの長時間使用を避ける、椅子の高さを調整して姿勢が前かがみにならないようにする、仕事中も適度なストレッチを取り入れる、入浴時に肩を温めて血流を良くするといったことを心がけると良いでしょう。

腸と認知症

便秘で下剤を服用していると高まる意外なリスク

No.094

便秘を緩和するために下剤を日常的に使用していると、将来の認知症発症リスクが高まる可能性があるとする研究結果が、２０２３年2月、神経科学分野の専門誌に掲載されました。下剤は腸内フローラのバランスを変化させ、免疫機能の異常を招くというのです。**腸内フローラの多様性の低下は、神経伝達や神経伝達物質の産生に影響し、認知症の発症にも関係する可能性**があります。

今回の研究では、イギリスの研究プロジェクトに参加した、認知症ではない40～69歳の成人50万２２２９人を対象とし、医療データを解析しました。このうち、３・６％にあたる1万８２３５人が下剤を常用（過去４週間、市販の下剤をほぼ毎日）使用していました。平均して約10年の追跡調査の結果、下剤を常用していない人では0・4％だった認知症の発症率が、下剤を常用していた人では1・3％に上昇していたことが明らかになりました。

あらゆる原因による認知症と血管性の認知症（脳の血管が詰まったり破れたりすることで起こる）は、**使用する下剤の種類が多いほど発症リスクが増加したことも判明。**具体的には、使用する下剤が1種類の人では、浸透圧性下剤（腸に大量の水分を引きこむことで、便を軟らかくするもの）を使っている人のみ28％のリスク増加でしたが、2種類以上の下剤を併用していた人の認知症リスクは下剤のタイプにかかわらず90％増加していました。

歳を重ねるにつれて胃腸の動きは悪くなり、便秘の人は高齢者では全体の約4割、介護施設で暮らす人に限ると約7割にも上るとか。まずは水分や食物繊維を十分に摂取し、適度な運動をするなど便秘の予防を心がけることが第一。それでも便秘になってしまったら、医師に相談しましょう。

腰痛

慢性腰痛は安静にするより運動したほうがよい

No.095

腰痛は日本人の4人に1人が悩まされているともいわれる、身近な症状です。この腰痛の診断法や治療法が変わりつつあるといいます。

以前は腰痛で整形外科を受診すると、まずレントゲンを撮って画像を確認し、骨に異常がなくても「しばらくは安静に」と指示されることが多かったのではないでしょうか。しかし、安静にすることが必ずしも有効な治療法とはいえないという考え方が広がってきています。発症から72時間未満でも、ベッドで絶対安静にしているより、痛みに応じて普段と同じように活動したほうが回復は早いといいます。

また、**3カ月以上続く慢性腰痛には運動をするのがいいようです。**福島県立医科大学の白土教授らが行った運動療法と薬物療法の比較試験では、生活の質や機能回復面では運動をしたグループのほうが明らかに良好だったとの結果が出ています。無理のない範囲で筋肉や関節を動かすことは悪化を防ぎ、ストレッチや腹筋、背筋を続けることは再発予防に有効ということです。

腰痛に効果的な体操の例

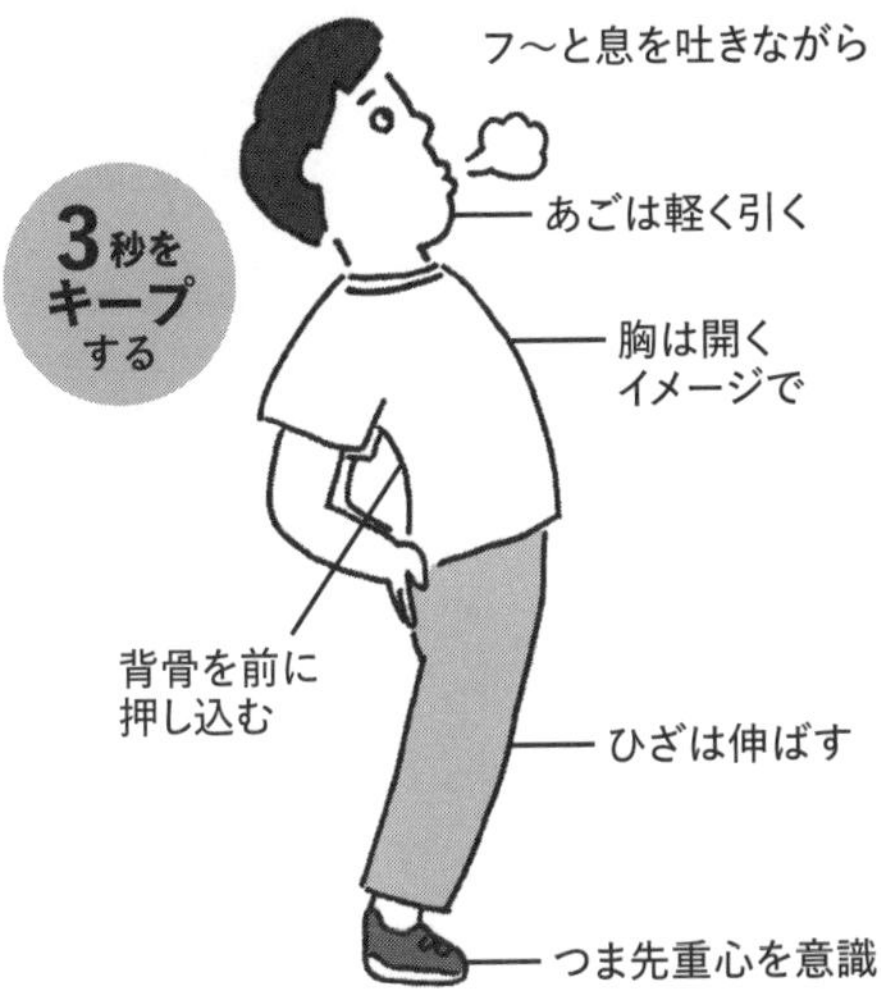
3秒をキープする
フ～と息を吐きながら
あごは軽く引く
胸は開くイメージで
背骨を前に押し込む
ひざは伸ばす
つま先重心を意識

腰に痛みを訴えて受診する人のうち、原因が特定できる腰痛は約15％。**ぎっくり腰を含め、病態不明の腰痛を「非特異的腰痛」といい、この原因の一つとされているのが心理的・社会的なストレスです。**このため抗うつ薬が保険適用になっています。上手にストレスをコントロールし、気分転換を図ることが改善につながるそうです。

膝関節症

膝関節へのヒアルロン酸注射はだんだん効かなくなる？

No.096

ヒアルロン酸は医薬品、化粧品、健康食品など、さまざまな用途に使用されています。もともと人の体に備わっている成分で、体内のいたるところに存在していますが、とくに濃度が高いのは臍帯《さいたい》（へその緒）、関節液、目の硝子体、皮膚などです。関節液や軟骨などに含まれているヒアルロン酸は、骨と骨の間の滑《すべ》りを良くする潤滑油のような役割や、クッションとしての機能を果たし、関節の動きをスムーズにしています。

しかし、**加齢や病気などの影響で、関節内のヒアルロン酸の量が減ってしまうと、関節を滑《なめ》らかに動かすことが難しくなってきます**。そして軟骨がこすれ合って、次第に痛みが出るようになります。このような場合、**関節内にヒアル

ロン酸注射を打つことで、動きが滑らかになり、痛みを軽減させることができます。とくに効果が得られやすいとされているのが膝関節で、変形性膝関節症に対して保険適応となっています。

ヒアルロン酸注射は変形性膝関節症の初期には有効な治療であり、速やかに効果が感じられ、動きが改善したり、痛みが軽減されたりすることが多いです。ただし、ヒアルロン酸注射の持続時間には個人差があり、短ければ数日しかもたず、長くても1~2週間です。病気が進行し、膝の変形が重度になってくると、徐々にヒアルロン酸注射をしても効果が得られにくくなってきます。

膝に炎症があるときはステロイドという薬を膝に注射したり、薬を服用したりすることで炎症を抑えます。重度であれば、人工関節などの手術療法が有効です。何よりも軟骨が減らないように体重をコントロールし、また大腿四頭筋を鍛えておくことが重要です。

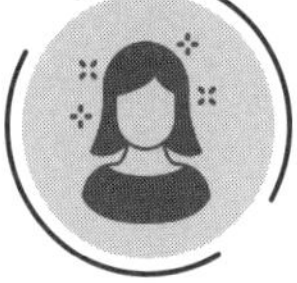

No.097

フケ症

髪を洗い過ぎると かえってフケ症になるかも

頭皮から出たフケが髪や肩の上に付いていると、不潔な印象を与えてしまいます。しかもフケはなかなか自分では気づかないことも多く、厄介なものです。**フケの正体は頭皮の角質がはがれたもので、頭皮のターンオーバーとともに誰にでも出るものです**。それが目立つほど増えてしまう原因には、不規則な生活や睡眠不足、バランスの悪い食事、ストレス、疲労などの生活習慣が関係し、ターンオーバーのサイクルが乱れるためと考えられています。アトピー性皮膚炎や乾燥肌、更年期のホルモンバランスの乱れなどが原因でフケが目立つようになることもあります。

また、頭皮を不潔にするのはもちろん良くありませんが、洗いすぎも厳禁。

洗髪の回数が多いと、必要な皮脂や角質までが取り除かれ、乾燥を引き起こすことがあります。フケをなくしたいからと、洗うときに爪でこすったり、力を入れすぎたりするのは良くありません。**皮脂を取り除きすぎると、それを補おうと肌の保護作用が働いて皮脂の分泌が過剰になり、「インナードライ」と呼ばれる状態**（頭皮の表面はベタついているのに内側は乾燥している）になることもあります。指の腹を使い、やさしく頭皮を洗うようにしましょう。朝と夜に洗髪を行っている人は、洗いすぎがフケの原因になっているかもしれません。

シャンプー選びもフケ対策には重要です。洗いあがりに強い爽快感があるものは洗浄力も強力で、汚れと一緒に必要な皮脂まで取り除いてしまうため、頭皮のバリア機能が弱まって乾燥しやすくなります。一方、炎症や菌の繁殖を抑えたり、血行を促進する成分が配合された薬用シャンプーには、フケやかゆみを抑える働きがあるので試してみるのも良いでしょう。

No.098

巻き爪

運動せず歩かない人ほど巻き爪になりやすい

足の爪のトラブルで困っている人は多く、ひどくなると炎症を起こしたり、化膿したりと深刻な状態になることがあります。

足の爪のトラブルでとくに多いのは「巻き爪」です。爪の端が内側に巻き込んだ変形のことで、その原因は遺伝的要素、きつい靴による圧迫、足の指に負荷がかかるスポーツ、長時間の歩行などであると医学的にも考えられていました。しかし、靴を履かず歩行もしない寝たきりの高齢者に巻き爪が多く見られることから、違うのではないかといわれるようになってきたのです。

近年では、爪は自然に内側に湾曲する性質があり、平らな爪を維持するためには歩行によって常に下から圧力をかけることが重要とする説が形成外科医の

グループにより検証されています。

年齢が若くても、運動量や歩く機会が少ない人や、足の指に適度な圧力がかからない生活をしている人は、巻き爪になりやすいとされています。

巻き爪の縁は爪の両脇や付け根の皮膚を傷つけやすく、**その傷に細菌が感染すると炎症を起こし、「爪囲炎《そういえん》」となることが多いので注意が必要**です。爪囲炎とよく似た「陥入爪《かんにゅうそう》」は、爪の先端が周囲の皮膚に食い込んで炎症を起こした状態で、巻き爪があると起こりやすいものです。

巻き爪の治療は、軽度ならテーピングで痛みを軽減でき、重度になるとワイヤーやプレートでの矯正、手術などを行うこともあります。正しい診断、処置を受けるために、皮膚科を受診することをおすすめします。

実は爪の切り方で巻き爪の予防も治療もできます。詳しくは日本フットケア協会などの専門機関にご相談を。

No.099

帯状疱疹は子どもの頃にかかった水ぼうそうの再来

帯状疱疹

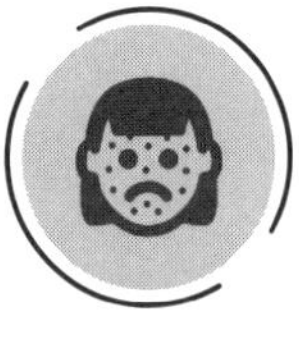

帯状疱疹は、多くの人が子どものときに感染する水ぼうそうと同じ「水痘・帯状疱疹ウイルス」が原因で起こる病気です。

水ぼうそうが治った後も、ウイルスは神経の根元にある神経節という部分に潜伏していて、過労やストレス、病気などで免疫機能が低下すると、再び活性化して帯状疱疹を引き起こすのです。

水痘・帯状疱疹ウイルスは日本人成人の90％以上に潜伏しているといわれ、加齢によって免疫機能が低下するため、50代から発症率が高くなり、最近の研究では80歳までに約3人に1人が発症するといわれています。

帯状疱疹を発症すると、体の左右どちらかの神経に沿って、痛みを伴う赤い発疹と水ぶくれが多数集まって帯状に生じます。とくに顔面や目の周りに現れた場合、角膜炎や難聴、顔面神経麻痺などの合併症が起こることがあるため、注意が必要です。

帯状疱疹になるまで

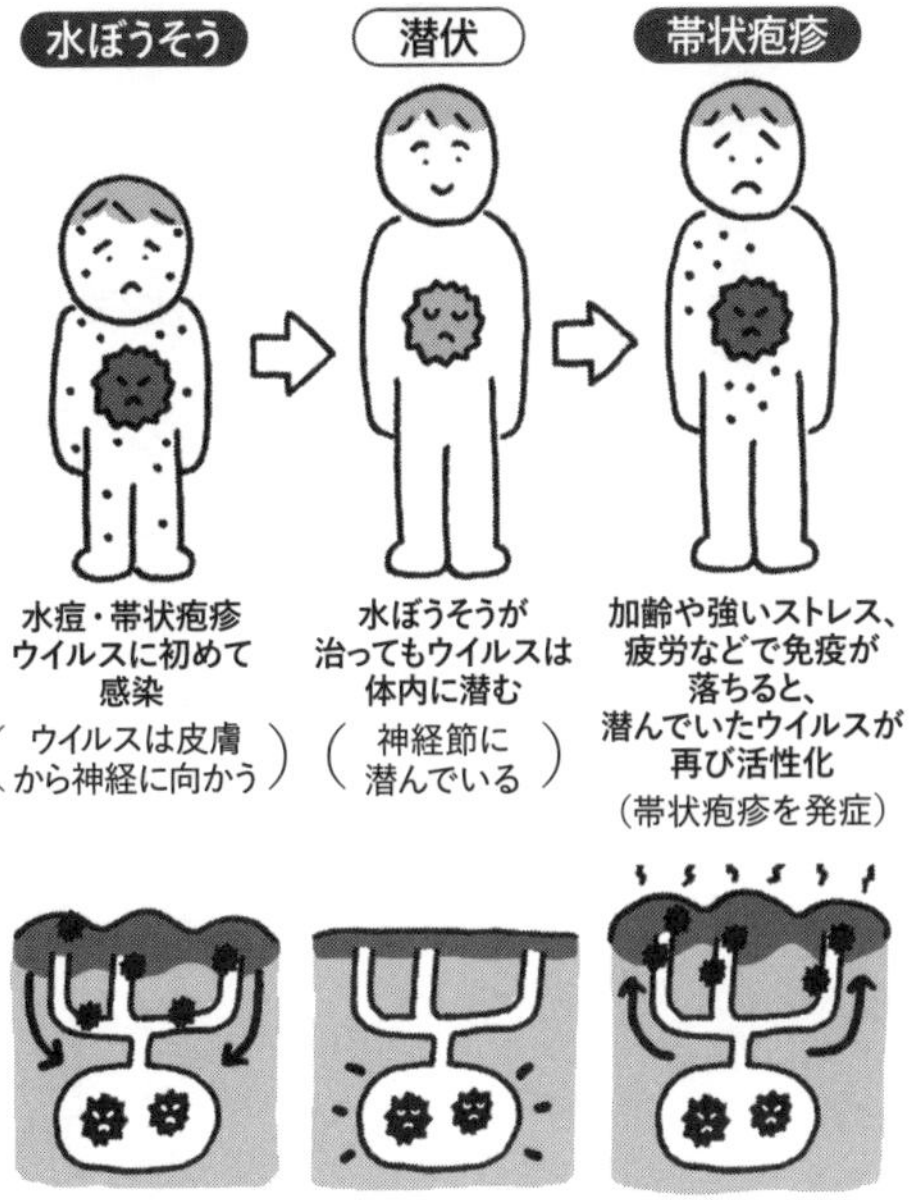
水ぼうそう
潜伏
帯状疱疹
水痘・帯状疱疹ウイルスに初めて感染
（ウイルスは皮膚から神経に向かう）
水ぼうそうが治ってもウイルスは体内に潜む
（神経節に潜んでいる）
加齢や強いストレス、疲労などで免疫が落ちると、潜んでいたウイルスが再び活性化
（帯状疱疹を発症）

多くの場合、皮膚症状が治ると痛みも消えます。しかし、**50歳以上で帯状疱疹を発症した人のうち約2割に、3カ月以上痛みが続く「帯状疱疹後神経痛（PHN）」がみられる**との報告があります。そのため、重症化を予防する帯状疱疹予防ワクチンの接種が推奨されています。

花粉症

雨天の日の翌日に晴れると花粉症がひどくなる

No.100

毎年花粉症に悩まされている人にとっては、スギ花粉の飛散が多くなる2月～4月頃は憂鬱な季節でしょう。

花粉の「飛散開始日」とは、1㎠あたり1個以上のスギ花粉を2日以上連続して観測した最初の日のことです。花粉に敏感な人は、飛散開始日より前に、目のかゆみ、鼻水、鼻づまり、くしゃみといった不快な症状が出ることがあります。

花粉の飛散量は雨の日は少なく、晴れると多くなりますが、雨の翌日に晴れるとさらに増えます。ある年の東京都の調査によると、**雨が降った翌日に晴れ**

降水量と花粉量の推移

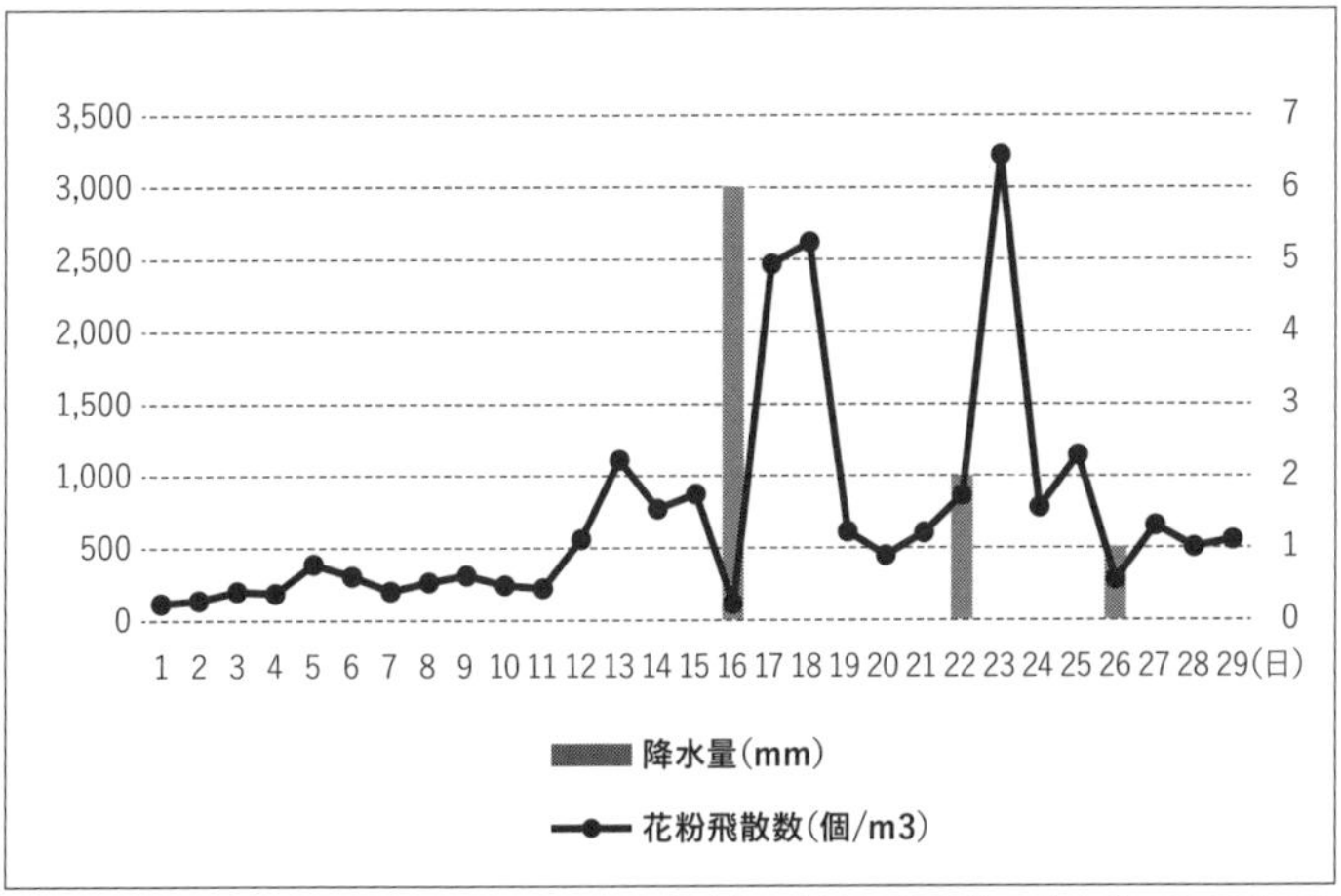

東京都・新宿区役所第二分庁舎：2020年2月
(環境省花粉観測システムのデータより)

た日の花粉の飛散量は前日の20倍にもなっていました。

雨が降っているとき、空中に浮遊していた花粉は雨とともに地面へ落ちていきます。そのため、花粉症の症状も軽くなります。しかし、雨が上がって地面が温められると、落ちた花粉は乾いて再び空中に巻き上げられます。

さらに、植物は雨の翌日が晴れだった場合、水と光をたっぷり浴びて光合成をし、一気に成長する傾向があります。花粉を発する植物も生き生きとして、多くの花粉を飛散させるのです。すると、雨が降る前から浮遊していた花粉と、新たに飛んできた花粉とが合わさって、通常よりも飛散量が増えるわけです。

このように**雨の翌日が晴れたとき、花粉を回避するための対策を万全にしないと、花粉症の症状が悪化してしまいます。**

花粉の飛散が始まる季節には、天気予報でも花粉に関する情報を得ることができますので、上手に活用したいものです。花粉の飛散量は風の強さや向きによっても変わるので、風力や風向きもチェックするとよいでしょう。

監修

川嶋 朗（かわしま・あきら）

神奈川歯科大学大学院統合医療学講座特任教授
総合内科専門医・医学博士

1957年、東京生まれ。北海道大学医学部卒業後、東京女子医科大学入局。東京女子医科大学大学院、ハーバード大学医学部マサチューセッツ総合病院、東京女子医科大学附属青山自然医療研究所クリニック所長、東京有明医療大学保健医療学部鍼灸学科教授・東洋医学研究所付属クリニック自然医療部門医師を経て現職に。日本初の高等教育機関による統合医療教育を設立。漢方をはじめとするさまざまな代替・伝統医療を取り入れ、西洋医学と統合した医療を手がけている。西洋医学の専門は腎臓病、膠原病、高血圧など。統合医療 SDM クリニック院長。

アチーブメント出版

[twitter]
@achibook

[Instagram]
achievementpublishing

[facebook]
https://www.facebook.com/achibook

より良い本づくりのために、ご意見・ご感想を募集しています。お声を寄せてくださった方には、抽選で図書カードをプレゼント!

知らないと怖ろしいカラダの新常識100

2023年(令和5年)9月30日　第1刷発行
2023年(令和5年)11月4日　第2刷発行

監修者　川嶋 朗
発行者　塚本晴久

発行所　アチーブメント出版株式会社
〒141-0031　東京都品川区西五反田2-19-2　荒久ビル4F
TEL 03-5719-5503／FAX 03-5719-5513
https://www.achibook.co.jp

編集協力　ミナトメイワ印刷株式会社
株式会社エスクリエート
執筆協力　戸田恭子
装丁　井上新八
本文デザイン　株式会社アイエムプランニング
イラスト　北野 有
校正　宮崎守正
印刷・製本　株式会社光邦

ISBN978-4-86643-142-0